Gretchen Lidicker

Mein Magnesium
Everyday Secrets

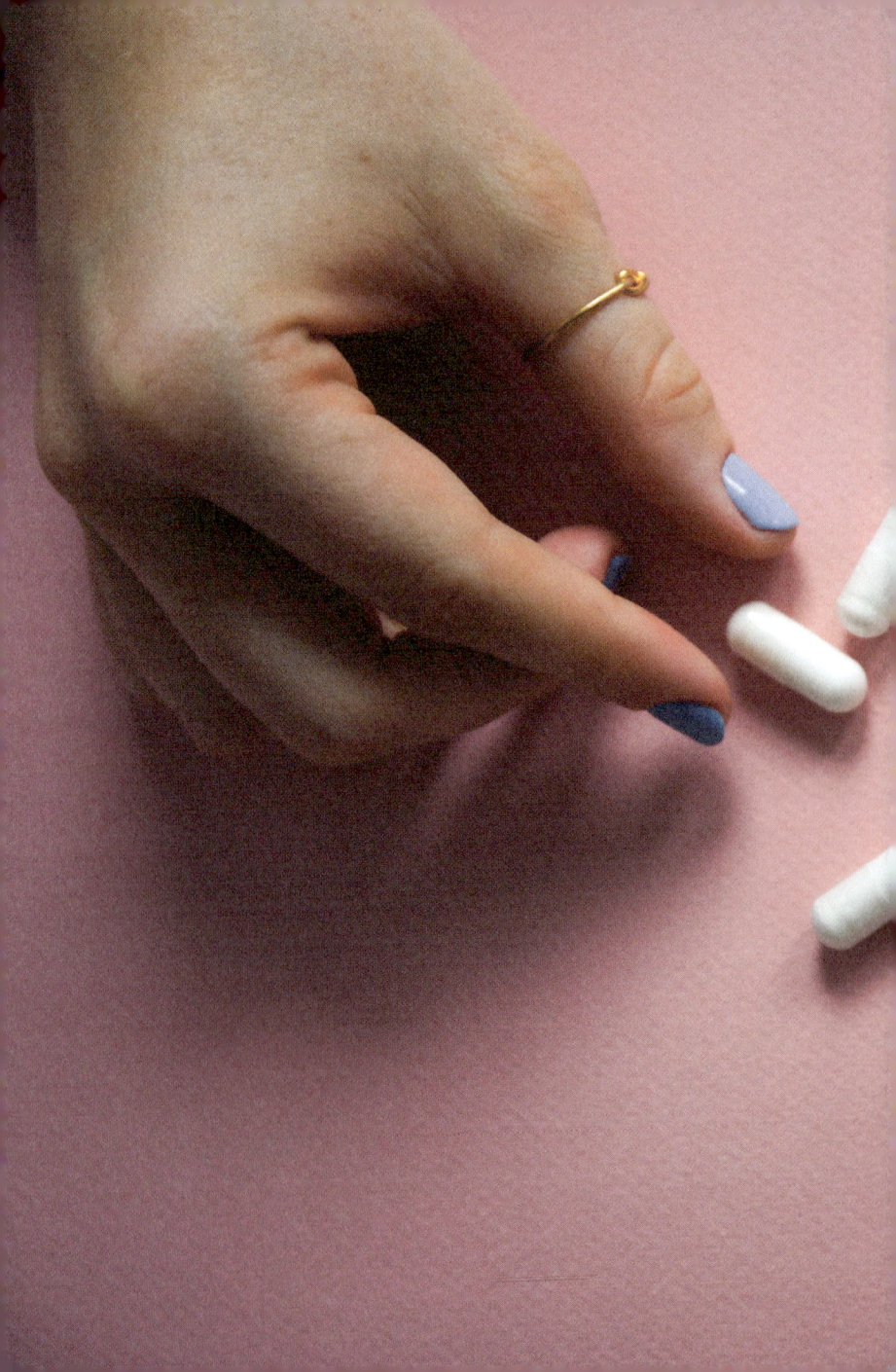

Gretchen Lidicker

Mein Magnesium

DAS SUPERMINERAL FÜR STRAHLENDES AUSSEHEN, GESUNDHEIT UND EINEN KLAREN GEIST

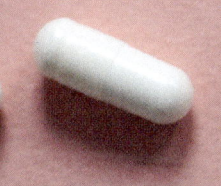

Aus dem amerikanischen Englisch
von Julia Augustin

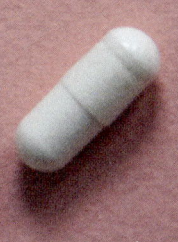

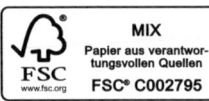

Vollständige Taschenbuchausgabe

Deutsche Erstausgabe

Für die Originalausgabe:
Copyright © 2019 by Gretchen Lidicker
Titel der amerikanischen Originalausgabe: »Magnesium, Everyday Secrets,
A Lifestyle Guide to Epsom Salts, Magnesium Oil and Nature`s Relaxing Mineral«
Originalverlag: The Countryman Press, a division of W. W. Norton & Company, Inc, New York

Für die deutschsprachige Ausgabe:
Copyright © 2021 by Bastei Lübbe AG, Köln
Fotos auf den Seiten 21, 33, 100, 105, 108, 112, 122, 134, 136, 141, 150 und 154 © Lucia Mangione
Titelillustration: Front cover design by © Tiani Kennedy; Lucia Mangione; Cover images © Gretchen Lidicker;
© Kokorina Mariia / shutterstock.com
Textredaktion: Alice v. Canstein, Bornheim
Umschlaggestaltung: ZERO Werbeagentur, München, nach einem Design von © Tiani Kennedy
Satz: Helmut Schaffer, Hofheim a. Ts., unter Verwendung einer Vorlage von Tiani Kennedy
Gesetzt aus der Archer
Druck und Verarbeitung: Livonia Print, Riga
Printed in Latvia
ISBN 978-3-404-06004-7

5 4 3 2 1

Sie finden uns im Internet unter luebbe-life.de
Bitte beachten Sie auch: lesejury.de

Meinen Freunden (ihr wisst, wer gemeint ist):
Danke, dass ihr mein Herz leichter macht
und so viel Freude in mein Leben bringt

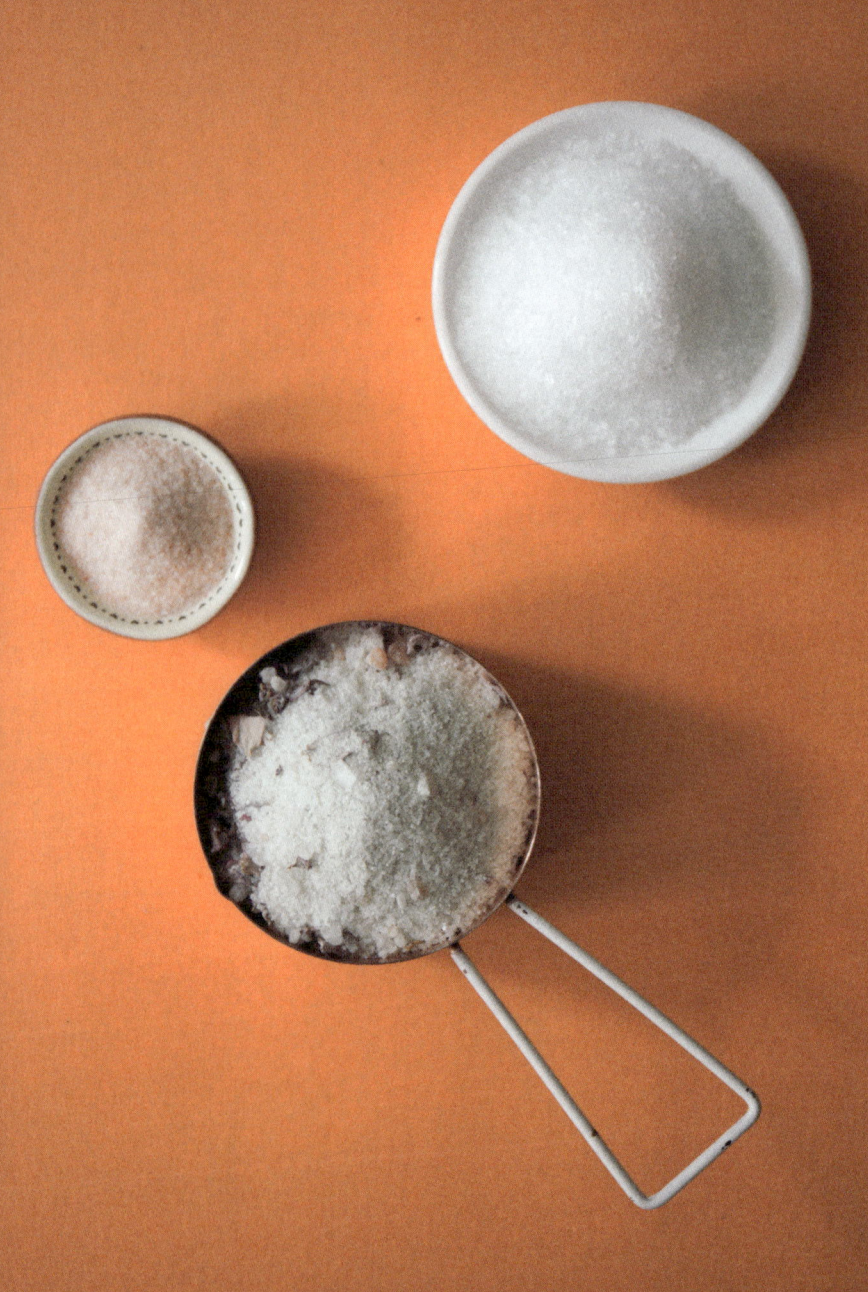

INHALT

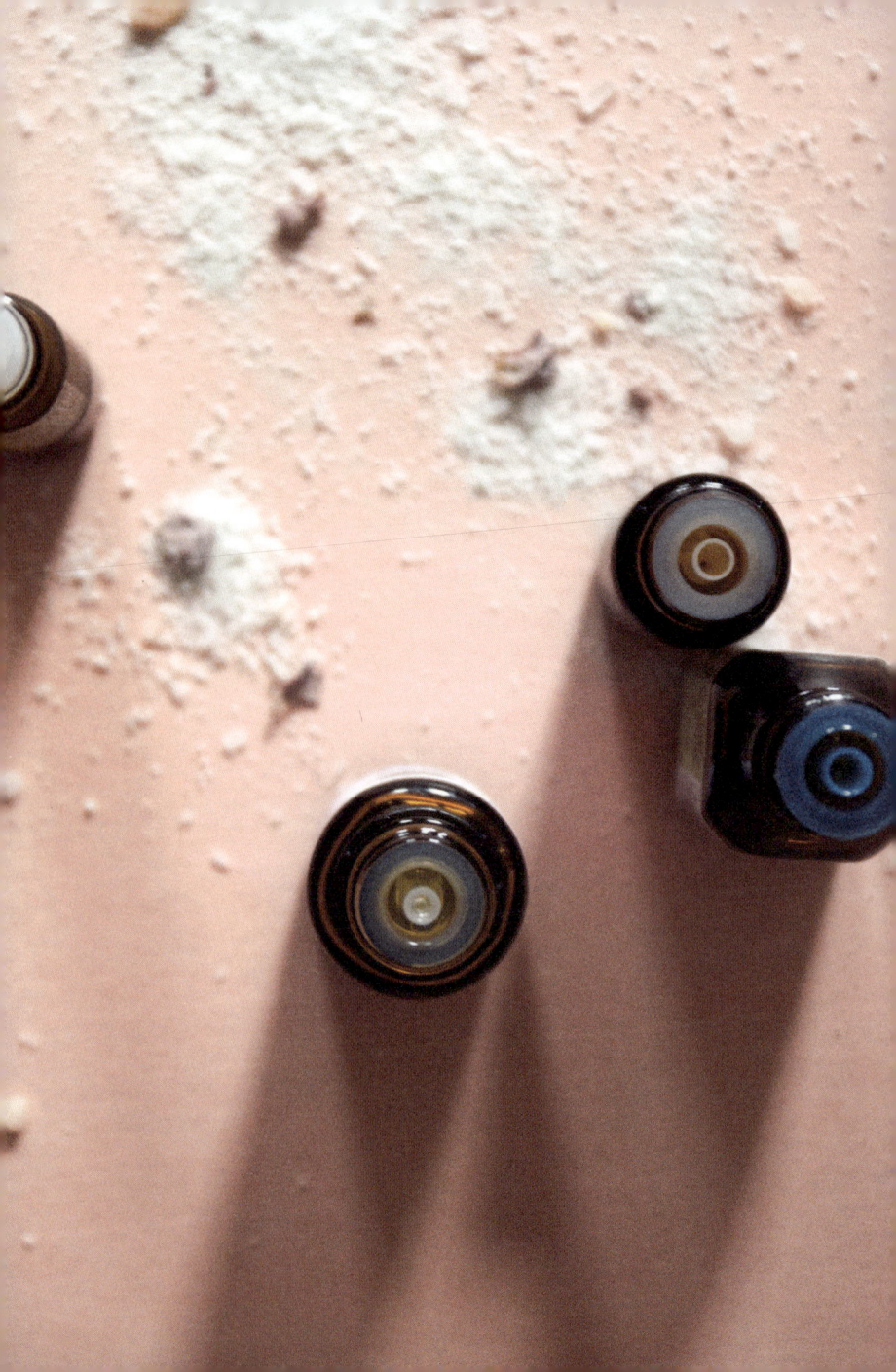

EINFÜHRUNG

Magnesium, Mutter Naturs Entspannungsmineral

Sie haben garantiert schon von Magnesium gehört, einem der vielen Mineralstoffe, die auf der Erde und im menschlichen Körper vorkommen. Vielleicht hat Ihre Mutter Ihnen ein Bittersalzbad eingelassen, wenn Sie als Kind krank waren. Oder Sie haben von einer Freundin gehört, dass Magnesiumtabletten gegen ihre chronischen Kopfschmerzen geholfen haben. Wenn Sie sich für das Thema Gesundheit interessieren, wissen Sie vielleicht auch, dass einige Lebensmittel mehr Magnesium enthalten als andere (höre ich da Spinat?) oder dass es eine wichtige Rolle bei der Prävention und Linderung von Muskelkrämpfen, Verstopfung, Schlafstörungen, Angstzuständen, Bluthochdruck und vielem mehr übernimmt. Sie ahnen, worauf ich hinauswill: Magnesium ist einfach überall zu finden – bei unseren Selfcare-Routinen, als Ergänzungsmittel oder in unseren Mahlzeiten und Snacks.

Falls Sie sich etwas näher mit Magnesium beschäftigt haben, ist Ihnen wahrscheinlich aufgefallen, dass die Nahrungsergänzung damit gar nicht so einfach ist, wie Sie zunächst dachten. Plötzlich stellen sich alle möglichen Fragen, von »Woher weiß ich, dass ich einen Mangel habe?« über »Wie viel ist zu viel?« bis hin zu »In welcher Form sollte ich es einnehmen?«. Wenn Sie sich dann für die Einnahme eines Ergänzungsmittels entscheiden, müssen Sie auch noch die Wahl zwischen einer ganzen Reihe an Magnesiumformen treffen, was möglicherweise unschöne Erinnerungen an die Chemiestunden in der Schule weckt. Denn wer kennt schon den Unterschied zwischen Magnesiumcitrat und Magnesiumoxalat? Wenn Sie sich auch davon nicht beirren lassen, müssen Sie sich immer noch für eine Darreichungsform, eine bestimmte Marke und die richtige Dosierung entscheiden. Es gibt wahnsinnig viel zu beachten, was die Sache unnötig verkompliziert.

Vielleicht haben Sie Ihren Arzt oder Ihre Ärztin schon einmal nach einer Magnesiumsupplementierung oder einem Test auf einen möglichen Magnesiummangel gefragt, doch Ihr Anliegen wurde abgewiegelt. Auch wenn es eine Verallgemeinerung sein mag: Die meisten Schulmediziner sind mit Ergänzungsmitteln nicht gut vertraut und halten sie oftmals für nutzlos. Vielleicht zweifeln Sie deshalb an der Wirkungskraft von Magnesium und überlegen, ob das Ganze nicht doch nur Geldverschwendung ist. Das ist völlig nachvollziehbar.

Falls Sie sich also schon einmal all diese Fragen zu Magnesium oder irgendeinem anderen Ergänzungsmittel gestellt haben, sind Sie definitiv nicht allein. Die Welt der Ergänzungsmittel kann auch die Gesundheitsbewusstesten unter uns überfordern. Noch dazu scheint es manchmal so, als stammten sämtliche Informationen über solche Präparate und deren Nutzen von genau den Leuten, die Ihnen diese Produkte verkaufen möchten. (Verdächtig.) Getoppt wird das Ganze noch dadurch, dass irgendeine Studie veröffentlicht wird, die ein bestimmtes Ergänzungsmittel zur neuen Wunderwaffe ausruft, während die nächste Studie dessen Effektivität oder generellen Nutzen komplett anzweifelt – manchmal sogar in derselben Woche. Ist die Einnahme eines Magnesiumergänzungsmittels dann überhaupt Ihre Zeit und Mühe wert?

Als Gesundheitsredakteurin von *mindbodygreen*, einem großen Medienunternehmen im Bereich Gesundheit und Wellness, beschäftige ich mich jeden Tag mit solchen schwierigen Fragen. In diesem Buch erfahren Sie alles Grundlegende über Magnesium (eines der beliebtesten Ergänzungsmittel überhaupt): wie es im Körper wirkt, warum viele von uns es einnehmen sollten und wie es eine wirkungsvolle Waffe gegen chronischen Stress sein kann. Darüber hinaus informiert Sie dieses Buch über die vielen, vielen (vielen) Gesundheitsprobleme, die durch einen Mangel dieses wichtigen Mineralstoffs entstehen können. Und Sie lernen, sich in der Ergänzungsmittelabteilung Ihrer Drogerie oder in den Angebotswelten des Internets zurechtzufinden – eine Fähigkeit, die ich mir während meiner mehrjährigen Arbeit im Bereich der integrativen und funktionellen Medizin, bei der Zusammenarbeit mit den besten Ärzten und durchs Schreiben und Recherchieren, aber natürlich auch durch jede Menge (und ich meine *jede Menge*) persönliches Ausprobieren angeeignet habe.

Ich habe dieses Buch geschrieben, weil ich mich genau wie Sie dafür interessiere, wie ich mit Magnesium meine Gesundheit verbessern kann. Dafür habe ich mit Spitzenärzten aus dem Bereich der integrativen und funktionellen Medizin zusammengearbeitet, wie zum Beispiel Dr. David Perlmutter, Dr. Mark Hyman, Dr. Aviva Romm und Dr. Frank Lipman. Sie alle sind sich einig, dass Magnesium ein wirkungsstarkes Mittel und gut für die Gesundheit ist, und sogar einige Schulmediziner empfehlen es mittlerweile ihren Patienten. Magnesium macht gerade richtig Furore.

In den letzten Kapiteln dieses Buches widmen wir uns der angenehmen Seite dieses Mineralstoffs: Wir integrieren es in unsere Morgenroutine, unser Essen, unsere Getränke und unsere Selfcare-Routine, und vor allem lassen wir es Bekanntschaft mit unserer Badewanne schließen. Wenn Stressbekämpfung – etwas, das in einer Zeit, die Tag für Tag hektischer wird, fast schon ein Akt der Auflehnung ist – Ihnen wirklich wichtig ist und Sie sich körperlich und geistig fitter fühlen wollen, ist dieses Buch genau das Richtige für Sie.

Bereit? Dann legen wir los!

Magnesium aus wissenschaftlicher Sicht

Sie wissen ja bereits, dass Magnesium ein Mineral ist, das auf der Erde und im menschlichen Körper vorkommt. Aber was heißt das genau? Es ist schwer vorstellbar, dass das Magnesium im Periodensystem, das weiße Pulver in einer Kapsel und das natürlich in unserem Körper vorkommende Magnesium ein und dasselbe sein sollen. Ja, es stimmt, das ist *ziemlich verwirrend*. Magnesium ist einfach überall! Also werfen wir einmal einen umfassenderen Blick auf die Wissenschaft hinter diesem Stoff und all die Funktionen, die er in unserem Körper und auf der Erde übernimmt.

Magnesium ist eines der häufigsten Elemente dieses Planeten. Der Großteil des auf der Erde vorhandenen Magnesiums steckt in Mineralvorkommen, also ganz natürlich vorkommenden Ansammlungen von Metallen oder Mineralien. An diese Magnesiumlagerstätten kommen wir nur schwer heran. Glücklicherweise gibt es Magnesium aber auch reichlich in Ozeanen und Flüssen, und zwar in der Regel in ionisierter Form, auch bekannt als Mg2+. Wir beschäftigen uns noch genauer mit Mineralien, die in Wasser vorkommen, wenn wir auf die Geschichte von Magnesium und spirituellen Bädern eingehen.

Magnesium spielt auf der Erde und im Leben von Pflanzen, Tieren und Menschen eine wichtige Rolle. Für uns Menschen ist es ein essenzieller Mineralstoff. Ein Mineralstoff ist eine natürlich vorkommende Chemikalie. Das Wörtchen essenziell verrät uns, dass wir es über unsere Nahrung oder Getränke aufnehmen müssen, weil unser Körper es nicht selbst bilden kann. Andere essenzielle Mineralstoffe sind Kalzium, Phosphor, Kalium, Schwefel, Natrium, Chlorid, Eisen, Zink, Kupfer, Mangan, Jod, Selen, Molybdän, Chrom und Fluorid. Bei Ernährungsfragen geht es oft um Vitamine und Mineralstoffe und darum, was schiefgehen kann, wenn wir nicht genug davon aufnehmen. Doch obwohl sie in aller Munde sind, kann man auch gut durchs Leben gehen, ohne genau zu wissen, worum es sich dabei eigentlich handelt.

ALLES GRUNDLEGENDE ZU MAGNESIUM, VITAMINEN UND MINERALSTOFFEN

Ganz einfach ausgedrückt sind Vitamine und Mineralstoffe Mikronährstoffe. Wie der Begriff schon sagt, braucht der Körper nur kleine Mengen davon, um gut zu funktionieren (anders als bei Makronährstoffen wie Proteinen und Kohlenhydraten, von denen der Körper viel braucht). Mineralstoffe unterscheiden sich von Vitaminen, weil sie anorganische Elemente sind. Sie sind für wichtige Körperprozesse unverzichtbar, wie zum Beispiel den Aufbau starker Knochen, die Muskelkontraktion und -entspannung und eine ungestörte Gehirnfunktion. Ich möchte nicht zu wissenschaftlich werden, doch wenn etwas anorganisch ist, bedeutet das, dass es keine Kohlenstoff-Wasserstoff-Bindungen enthält. Im Gegensatz dazu sind Vitamine *organische* Bestandteile und für den Körper selbst unverzichtbar.

Mineralstoffe sind in der Regel stabiler als Vitamine, das heißt, Sie müssen sich über ihre Speicherung nicht so viele Gedanken machen. Trotzdem können Sie beim Verdauen Mineralstoffe wie Magnesium verlieren. Durch den hohen Anteil verarbeiteter Produkte an unserer Ernährung sind wir übrigens dem Risiko eines Mineralstoffmangels ausgesetzt. Darunter fällt auch ein Magnesiummangel. Zusätzlich dazu geht beim Verarbeitungsprozess von Getreide, Zucker und Öl das meiste (oder gesamte) darin enthaltene Magnesium verloren. Das ist der Hauptgrund, warum unsere Ernährung so wenig von diesem wichtigen Mineral enthält (mehr dazu im Kapitel über Magnesiummangel, versprochen). Mineralstoffe gehen auch auf andere Weise verloren. So kann zum Beispiel eine natriumreiche Ernährung zu einem Kalziummangel führen, da der Körper das überschüssige Natrium über den Urin loswird und dabei auch Kalzium ausgeschieden werden kann.

Alle Vitamine und Mineralstoffe sind zu einem unterschiedlichen Grad wichtig für unsere Gesundheit. Ein Mangel kann zu zahlreichen Nebenwirkungen führen. Ein Vitamin-B12-Mangel kann beispielsweise Erschöpfungssymptome, Gleichgewichtsstörungen und Kribbeln in den Füßen verursachen. Ein Zinkmangel wird mit Hautproblemen und Störungen des Immunsystems in Zusammenhang gebracht. Der Mineralstoff

Magnesium bekommt wegen einer ganzen Reihe von Symptomen und Störungen, die mit einem Mangel in Verbindung gebracht werden, besonders viel Aufmerksamkeit. Laut der Fachzeitschrift *Medical Hypotheses* sind solche Mängel »weitverbreitet« und »vielschichtig«.

Wenn wir darüber sprechen, welche Rolle Magnesium für unsere Gesundheit spielt, schauen wir uns am besten erst einmal an, wo es in unserem Körper überhaupt vorkommt. Über die Hälfte des Magnesiums in unserem Körper steckt in unseren Knochen und der Rest in Gewebe wie Muskeln, Nerven und Faszien. Das Magnesiumgleichgewicht im Körper wird von den Nieren gesteuert. Wenn wir überschüssiges Magnesium loswerden müssen (was dann der Fall ist, wenn mehr im Körper vorhanden ist, als tatsächlich zu diesem Moment absorbiert werden muss), wird es über den Urin ausgeschieden. Interessanterweise ist diese Ausscheidung auf Ihren zirkadianen Rhythmus beziehungsweise Ihre »innere biologische Uhr« abgestimmt. Das bedeutet, dass Sie den Großteil Ihres überschüssigen Magnesiums nachts verlieren. Die Zellen in Ihrem Körper gehen unterschiedlich mit Magnesium um. Eine Gehirnzelle hat zum Beispiel andere Bedürfnisse als eine Leberzelle. Es gibt in Ihrem Körper über 3.700 verschiedene Stellen, an denen Magnesium gebunden wird.

Mit diesem Hintergrundwissen verstehen Sie bestimmt, warum alle Leute aus dem Gesundheits- und Wellnessbereich verrückt nach Magnesium sind. Es wird Sie daher auch nicht überraschen, dass laut den *National Institutes of Health* »Magnesium [...] in über 300 Enzymsystemen ein Kofaktor [ist], der vielfältige biochemische Reaktionen im Körper reguliert«. Und das Wörtchen »vielfältig« ist keinesfalls übertrieben. Diese biochemischen Reaktionen sind an Körperfunktionen beteiligt, die von der Proteinsynthese über die Blutzuckerkontrolle, Regulierung des Blutdrucks, Energieerzeugung und Glykolyse bis hin zur oxidativen Phosphorylierung, Knochenbildung, DNA-Synthese, Synthese von Antioxidantien und zum Transport von Kalzium und Kalium durch die Zellmembranen reichen, um nur einige Beispiele zu nennen. Wenn Sie keinen blassen Schimmer haben, was das bedeuten soll, ist das nicht schlimm. Aber seien Sie versichert, dass all diese Funktionen enorm wichtig für unsere Gesundheit sind: Sie sorgen dafür, dass sich unsere Muskeln zusammenziehen, unsere Nerven Impulse weiterleiten und unser Herz in seinem normalen, gesunden Rhythmus schlägt.

Wie Sie sich nun vorstellen können, kann sich ein Magnesiummangel auf unzählige Arten auf unsere Gesundheit auswirken. Wir gehen genauer auf diese Auswirkungen ein, wenn wir uns in Kapitel 5 die gesundheitlichen Vorteile von Magnesium anschauen. Jetzt ist es erst einmal wichtig, einige der grundlegenden Wirkungsweisen von Magnesium kennenzulernen. Die erste erklärt, warum wir ihm oft in Verbindung mit einem anderen Mineralstoff begegnen: Kalzium.

DER ZUSAMMENHANG VON KALZIUM UND MAGNESIUM

Was kommt Ihnen bei dem Wort Kalzium zuerst in den Sinn? Ich würde wetten, dass Ihre Antwort irgendetwas mit »gesunden Knochen« oder »Aufbau starker Knochen« zu tun hat. Ein Großteil dessen, was ich als Kind über Ernährung lernte, hatte mit Kalzium zu tun. *Trink deine Milch,* wurde mir eingeschärft. *Sie ist gut für deine Knochen.* Nun, einmal ganz abgesehen von meinem ganz persönlichen Problem mit diesem Ratschlag (aufgrund meiner langjährigen Laktoseintoleranz) ist die Aussage, dass Kalzium und Milch das Nonplusultra für gesunde Knochen sind, in mancherlei Hinsicht irreführend.

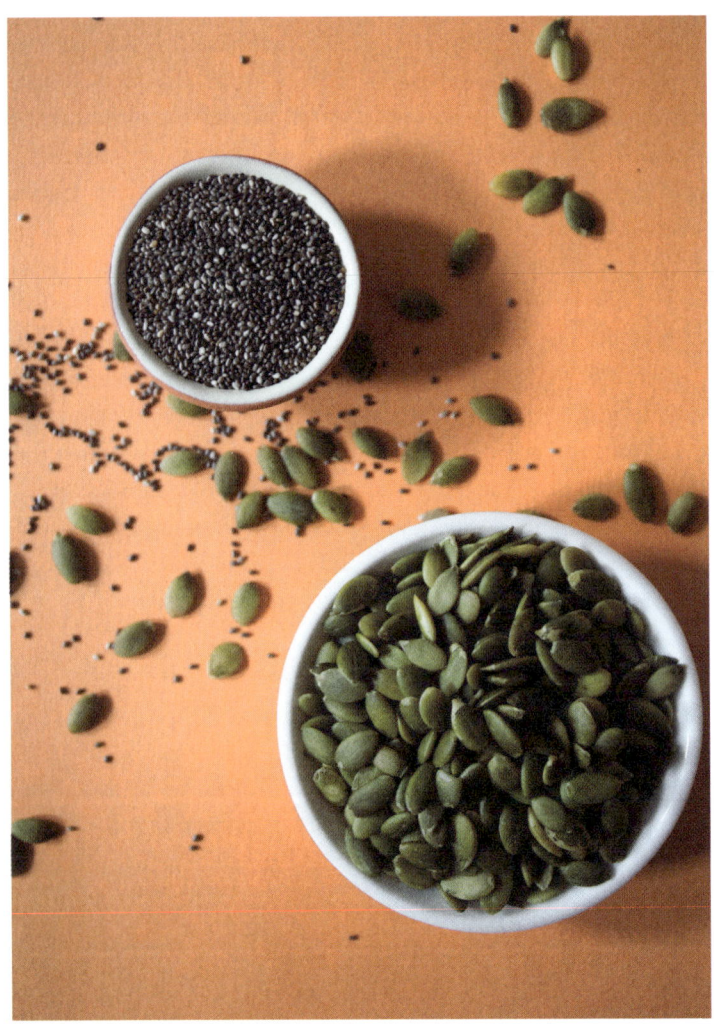

Und das sind die Gründe:

Zunächst einmal ist die Annahme, Milchprodukte oder Kalziumergänzungsmittel seien die beste (oder einzige) Quelle für die täglich benötigte Kalziummenge, schlicht und einfach falsch. Mittlerweile setzen sich die Menschen genauer mit Milchprodukten auseinander, und dabei fällt ihnen auf, dass diese in der Tat gar nicht so gesund sind. Die Milchindustrie spielt dabei noch eine ganz andere Rolle: Grausam behandelte und mit Antibiotika vollgepumpte Kühe sind ein ethisches Dilemma für sich. Dr. Tiffany Lester, eine integrative Ärztin bei Parsley Health, einer der führenden Praxen für integrative und funktionelle Medizin in den USA, schrieb: »Milch tut dem Körper oft nicht gut … Sie enthält nicht nur IGF-1, das die Wachstumshormone verstärkt und Entzündungen und hohe Insulinspitzen verursacht, sondern auch noch weniger Kalzium als eine Schüssel Spinat …« Mit anderen Worten könnte unser exzessiver Konsum von Milch und Milchprodukten zur globalen Epidemie von Typ-2-Diabetes und chronischen Entzündungen beitragen. Glücklicherweise gibt es massenhaft köstliche Lebensmittel, die gesund und kalziumreich sind, wie zum Beispiel:

- Meeresalgen wie Kelp und Wakame
- Nüsse und Samen
- Knochenbrühe
- Bohnen und Hülsenfrüchte
- grünes Blattgemüse
- Sardinen und Lachs
- Knoblauch
- Feigen und Orangen
- sojabasierte Produkte wie Edamame und Tofu

- Gewürze und Kräuter wie Oregano, Basilikum und Kreuzkümmel

Außerdem sollten Sie wissen, dass auch eine erhöhte Kalziumeinnahme über Nahrungsergänzungsmittel Ihre Knochengesundheit nicht unbedingt verbessert. Mehrere Studien inklusive einer mit dem Titel *Calcium Intake and Risk of Fracture: Systematic Review* (Kalziumeinnahme und Knochenbruchrisiko: Systematisches Review), die 2015 im *British Medical Journal* veröffentlicht wurde, zeigten, dass Kalziumergänzungsmittel keine signifikanten Auswirkungen auf die Knochengesundheit hatten. Eine im *Journal of the American Heart Association* veröffentlichte Studie wies sogar nach, dass sie das Risiko für kardiovaskuläre Ereignisse *erhöhen* können. Auch wenn Kalzium ein essenzieller Nährstoff ist, der zweifellos eine wichtige Rolle in unserem Körper und für unsere Gesundheit spielt, wurden die Vorteile von Kalziumpräparaten und mit Kalzium angereicherten Lebensmitteln so übertrieben dargestellt (siehe die »Denn nur die Milch macht's«-Werbespots aus den Neunzigern), dass es nicht nur irreführend, sondern schon gefährlich ist.

Und schließlich, und hier schlage ich endlich den Bogen zu Magnesium, hat die Forschung gezeigt, dass die Einnahme großer Kalziummengen zu einem Mangel anderer Mineralstoffe führen kann, wie zum Beispiel – Sie haben es erraten! – Magnesium. Diese zwei wichtigen Mineralstoffe konkurrieren im Körper miteinander oder, wie es eine im *British Medical Journal* veröffentlichte Studie ausdrückt, »haben eine antagonisierende Wirkung bei der (Re-)Absorption, bei Entzündungen und vielen anderen physiologischen Prozessen«. Das Ganze wird dadurch noch komplizierter, dass zu wenig Kalzium sich ebenfalls negativ auf unseren Magnesiumstatus auswirken kann. Es scheint also vor allem darum zu gehen, das richtige Gleichgewicht herauszufinden.

Doch wie erreichen wir das richtige Gleichgewicht von Kalzium und Magnesium für eine optimale Gesundheit unserer Knochen, unseres Nervensystems und unseres gesamten Körpers? Viele Experten empfehlen Personen, die sowohl einen Kalzium- wie auch einen Magnesiummangel haben, beides gemeinsam einzunehmen und auch kalzium- und magnesiumreiche Lebensmittel zusammen zu essen. Aber wie viel davon brauchen wir? Gut, dass Sie fragen – denn damit beschäftigen wir uns jetzt.

DAS RICHTIGE KALZIUM-MAGNESIUM-VERHÄLTNIS

Bei Ihrem nächsten Besuch in der Drogerie oder im Reformhaus um die Ecke werden Sie bei der Suche nach kombinierten Kalzium-Magnesium-Präparaten auf viele verschiedene Verhältnisangaben stoßen. Für welches sollen Sie sich entscheiden? Das »perfekte« Kalzium-Magnesium-Verhältnis für die Spezies Mensch lässt sich nur schwer bestimmen. Denn das für Sie perfekte Verhältnis hängt zum einen von Ihren speziellen Bedürfnissen ab, und zum anderen davon, wie ausgeglichen Ihr Verzehr kalzium- und magnesiumreicher Lebensmittel ist.

Ich fange erst einmal mit der empfohlenen Tagesmenge für beide Mineralstoffe an. Es wird eine sehr unterschiedliche Kalziummenge empfohlen. In den USA wird zu einer besonders hohen Dosis geraten: Erwachsene sollen täglich über 1.000 Milligramm aufnehmen. Die Weltgesundheitsorganisation (WHO) hält indessen 500 Milligramm Kalzium pro Tag für optimal. Die Empfehlungen für die Magnesiumzufuhr liegen normalerweise je nach Geschlecht zwischen 300 und 450 Milligramm pro Tag. Lange Zeit rieten Gesundheitsexperten zu einem Kalzium-Magnesium-Verhältnis von 2:1, doch mittlerweile wird häufiger ein Verhältnis von 1:1 oder sogar das umgekehrte Verhältnis von 1:2 empfohlen. Das Ergänzungsmittel müsste dann also doppelt so viel Magnesium wie Kalzium enthalten. Für diese Empfehlung gibt es mehrere Gründe. Der Hauptgrund ist, dass die meisten Menschen ausreichend (wenn nicht sogar zu viel) Kalzium über Ergänzungsmittel und die Nahrung aufnehmen. Das hat zu einem weitverbreiteten Magnesiummangel geführt, weshalb das Verhältnis verändert wurde, um das Gleichgewicht wiederherzustellen und uns etwas mehr Magnesium und etwas weniger Kalzium zu liefern.

Kalzium- und magnesiumreiche Lebensmittel sollten am besten zusammen und in ähnlich großer Menge gegessen werden. Sie sollten also nicht tonnenweise kalziumreiche Lebensmittel ohne Magnesium oder umgekehrt essen. Denken Sie daran, dass alles in unserem Körper miteinander zusammenhängt. Es gibt sogar Grund zu der Annahme, dass neben unserem Kalziumwert auch unsere Vitamin-B6-, Vitamin-D-, Kalium- und Vitamin-K2-Werte den Magnesiumwert in unserem Körper und unsere Fähigkeit zur Magnesiumabsorption beeinflussen.

Bevor ich zum nächsten Thema übergehe, noch ein wichtiger Hinweis: Bei Nahrungsergänzungsmitteln – besonders bei Vitaminen und Mineralstoffen – verliert man sich leicht in allen möglichen Details, wie zum Beispiel was am besten womit kombiniert wird, was man wann einnehmen sollte und ob die Einnahme eines bestimmten Nährstoffs nutzlos ist, wenn man ihn nicht mit einem anderen kombiniert. Das sind alles wichtige Überlegungen, und manchmal ist es tatsächlich das Beste, bestimmte Nährstoffe zu ergänzen, damit sie besser wirken. So sollten Vitamin D und K2 zum Beispiel immer zusammen eingenommen werden. Fügt man Kurkuma schwarzen Pfeffer hinzu, steigt die Bioverfügbarkeit des Kurkumas exponentiell. Daher werden Sie das eine nur selten ohne das andere finden. Bei anderen Fällen kennen wir die richtige Antwort auf diese Frage allerdings noch nicht genau, und wenn Sie dann versuchen, jeden einzelnen Nährstoff mit seinem jeweiligen wirkungsstärkenden Partner zu kombinieren, führt das nur dazu, dass Ihnen der Kopf raucht.

Dieses Dilemma ist ein weiterer Grund, warum ein ernährungsbasierter Gesundheitsansatz immer der beste Weg ist. Wenn Sie eine große Vielfalt an Obst, Gemüse, gesunden Fetten und Vollkorngetreide essen, nehmen Sie gleichzeitig zahlreiche unterschiedliche Nährstoffe auf (anstatt ein Ergänzungsmittel einzunehmen, dass Ihnen nur einen oder wenige liefert), von denen viele synergetisch zusammenarbeiten. Ist die Natur nicht großartig? Vielleicht fällt Ihnen auch auf, dass viele der kalziumreichen Lebensmittel, die ich oben aufgezählt habe, ebenfalls reich an Magnesium sind. Mit echten Lebensmitteln sind Sie gut versorgt und reduzieren Ihr Risiko eines schwerwiegenden Mangels an irgendeinem speziellen Nährstoff. Sie vermeiden auch, zu viel von einem Nährstoff zu supplementieren *(Hallo Kalzium!)* und dadurch die Absorption anderer zu verhindern. Wichtig ist, dass Sie Folgendes nicht vergessen: Ergänzungsmittel sind genau das – Mittel, die eine gesunde Ernährung *ergänzen* und kleine Unausgewogenheiten ausgleichen, die durch einen Mangel oder anderweitige erschwerende Faktoren entstehen.

EIN KURZES WORT ZU MAGNESIUM UND ELEKTROLYTEN

Magnesium wird oft auch als Elektrolyt bezeichnet – ein Begriff, der ausgiebig von der Gesundheits- und Fitnessindustrie ausgeschlachtet wird. Die meisten von uns wissen allerdings gar nicht so recht, was er bedeutet. Das Konzept ist tatsächlich etwas verwirrend: Eine Wissenschaftlerin würde es zum Beispiel anders definieren als der Fußballtrainer einer Jugendmannschaft (»Wirf mal 'ne Gatorade rüber!«).

Was ist denn nun ein Elektrolyt? In der Welt der Wissenschaft gelten sowohl Magnesium und Kalzium wie auch Kalium, Phosphat und Natrium als Elektrolyte, weil sie Verbindungen sind, die Ionen bilden, wenn sie in Wasser aufgelöst werden. Ziemlich einfach. Diese Ionen können positiv oder negativ sein. (Magnesium ist zum Beispiel positiv und Chlor negativ.) In der Welt der Ernährung, Fitness und Hydration geht es bei Elektrolyten um Mineralstoffe, die sich in den Körperflüssigkeiten auflösen.

Genauer gesagt arbeiten Elektrolyte wie Natrium und Kalium zusammen, um einen ausgeglichenen Wasserhaushalt inner- und außerhalb der Zellen zu gewährleisten (damit die Zellen weder zusammenschrumpfen noch sich übermäßig ausdehnen – eine sehr wichtige Aufgabe). Wenn Sie sich gesund ernähren, nehmen Sie viele Elektrolyte über das Essen auf. Wenn Sie allerdings viel schwitzen, verlieren Sie oft große Elektrolytmengen und müssen diese aufstocken – und zwar in einer Menge, die über das hinausgeht, was Ihre normale, alltägliche Ernährung Ihnen liefert. Falls Sie zum Beispiel in einer heißen Umgebung leben oder arbeiten, brauchen Sie mehr Flüssigkeit und eine höhere Elektrolytzufuhr. Mit jedem Liter Schweiß verlieren Sie 900 mg Natrium, 15 mg Kalium und 13 mg Magnesium.

Und hier kommt die Frage, auf die alle warten: Sollten wir isotonische Sportgetränke mit Elektrolyten trinken? Einerseits enthalten die meisten dieser Sportgetränke tatsächlich Elektrolyte, die den Elektrolythaushalt des Körpers nach dem Training wieder ausgleichen. Oft enthalten sie aber auch tonnenweise Zucker und Geschmacksstoffe, die dem Körper gar nicht guttun. Eine herkömmliche 950-ml-Flasche enthält über 50 Gramm Zucker. Das ist zwar etwas weniger als bei Softdrinks, doch Wissenschaftler glauben trotzdem, dass Sportgetränke zur Fettleibigkeitsepidemie bei Kindern und zu Karies beitragen. Wenn Sie diese Getränke dann noch an Tagen konsumieren, an denen Sie nicht trainieren, nehmen Sie noch mehr unnötiges Natrium auf, das Sie sehr wahrscheinlich nicht brauchen.

Bei Elektrolyten denken Sie vielleicht auch an Kokoswasser. Kokoswasser ist schnell zum Gatorade der 2010er-Jahre geworden. Es ist tatsächlich eine großartige Kaliumquelle, enthält allerdings nur sehr wenig Natrium – das wichtigste Elektrolyt, das es zu ersetzen gilt, denn wie wir gerade besprochen haben, verlieren wir beim Schwitzen sehr viel Salz. Gibt es das perfekte Erholungsgetränk überhaupt? Ja! Und praktischerweise stelle ich es Ihnen auf Seite 138 dieses Buches vor. Für alle Sportlerinnen und Sportler da draußen habe ich einen Recovery-Drink entwickelt, der voller wichtiger Elektrolyte steckt, die bei einem besonders schweißtreibenden Training verloren gehen – ohne den ganzen Zucker, die künstlichen Aromen und die Neon-Farbstoffe gekaufter Sportdrinks.

Das ist also das Grundlegende zur Wirkung von Magnesium im menschlichen Körper. Jetzt wissen Sie, warum es wichtig ist, das Zusammenspiel von Magnesium und Kalzium zu verstehen, und was die Leute eigentlich meinen, wenn sie Magnesium als Elektrolyt bezeichnen. Je mehr Sie über diesen Mineralstoff und seine Rolle bei verschiedenen Körperfunktionen wissen, umso besser verstehen Sie, warum er so wichtig ist. Doch die positive Wirkung von Magnesium geht noch weit über gesunde Knochen und eine schnelle Erholung nach dem Training hinaus. Am allerbekanntesten ist Magnesium für seine Fähigkeit, den Körper und die Muskeln zu entspannen. Das bringt uns zum nächsten Kapitel, in dem Sie erfahren, wie Sie sich Ihrer Gesundheit zuliebe zu entspannen, warum Sie überhaupt gestresst sind und wie Magnesium Ihnen bei beidem helfen kann.

2

Die chronische Stress-Epidemie – und wie Magnesium dagegen hilft

Ich habe eine Frage an Sie: Sind Sie gestresst? Es würde mich überraschen, wenn Sie diese Frage anders als mit einem einfachen und deutlichen »Ja« beantworteten. Ich bin immer wieder erstaunt, wie wir uns alle in einer Welt voller Menschen, die ein völlig unterschiedliches Leben führen – mit unterschiedlichen Geschichten, Meinungen, Karrieren und Lebensorten –, bei ein paar Dingen absolut einig sind. Eines davon ist Stress. Er ist echt, er ist allgegenwärtig, und die meisten von uns leiden unter ihm und seinen unwillkommenen Nebenwirkungen.

Oftmals ist es sogar einfacher, die Momente des Tages auszumachen, an denen wir nicht gestresst sind, als die, an denen wir es sind. Morgens rennen wir aus dem Haus und sind während der Arbeit gestresst. Es fühlt sich so an, als wäre jeder Tag ein bisschen kürzer als der vorangegangene und als hätten wir noch mehr Verpflichtungen als noch vor 24 Stunden. Politik, Geld, die Zukunft unseres Planeten, unsere Lebensumstände und unsere Karriere rauben uns den letzten Nerv. Wir machen uns Gedanken über unsere Gemeinschaften, unsere Freundschaften, das Altern und unsere Gesundheit. In einem im *Yale Journal of Biology and Medicine* veröffentlichten Artikel schrieb Margaret Reynolds: »Wir jammern über unseren Stress, geben damit an, versuchen, ihn loszuwerden und zu behandeln, und betonen sogar noch (in einer perversen Weise, um dem Ganzen noch das i-Tüpfelchen aufzusetzen), dass wir zu gestresst sind.« Ich weiß nicht, wie es Ihnen geht, aber ich finde, das trifft es auf den Punkt genau.

Wir könnten Stress einfach mit einem großen, bösen Monster vergleichen, das marodierend durch unsere Straßen stampft, Häuser in Schutt und Asche legt und Autos durch die Gegend schleudert. In Wirklichkeit ist er aber noch viel schlimmer. Stress gleicht eher einer unterschwelligen Epidemie – etwas, das uns alle betrifft, aber womit wir unserem Gefühl nach eigentlich klarkommen müssten. Wir sind alle angespannter, erschöpfter und überstimulierter als jemals zuvor. Gleichzeitig wird ein ungesundes Stresslevel immer mehr zur Normalität. Es ist ein Teufelskreis, dem wir wohl nicht so schnell entkommen werden.

DIE GEISTIGEN, KÖRPERLICHEN UND EMOTIONALEN FOLGEN VON CHRONISCHEM STRESS

Was sind die Folgen unserer ständigen Anspannung und der ununterbrochenen Stimulierung unseres Nervensystems? Ich will Sie wirklich nicht stressen (ja, die Ironie dieser Formulierung ist mir nicht entgangen), aber sie sind ziemlich verheerend. Stress scheint bei fast jeder Krankheit eine Rolle zu spielen. Laut der *American Psychological Association* wird chronischer Stress direkt mit sechs der häufigsten Todesursachen in Verbindung gebracht: Herzkrankheiten, Krebs, Lungenkrankheiten, Unfälle, Leberzirrhose und Selbstmord. Zudem hängen über 75 Prozent aller Arztbesuche mit stressbedingten Gesundheitsproblemen zusammen.

Zu diesen Gesundheitsproblemen gehören Kopfschmerzen, Asthma, Depressionen und Angstzustände, chronische Muskelverspannungen, Schilddrüsenunterfunktion, Gewichtszunahme, Verdauungsbeschwerden, Arthritis, Blutzuckerschwankungen, Abbau der Knochendichte und des Muskelgewebes, Hefepilz- und Harnwegsinfektionen und sogar Erkältungen und Nasennebenhöhlenentzündungen. Ja, diese Erkrankungen hängen wirklich alle mit Stress zusammen. Das chronische Auslösen Ihrer Kampf-oder-Flucht-Reaktion beeinträchtigt Ihre Gesundheit und Ihre Fähigkeit zur Selbstheilung. Damit ist nicht zu spaßen, und wir würden uns alle einen riesigen Gefallen tun, wenn wir die Menge an Stress, die wir unserem Körper und unserem Geist täglich zumuten, reduzierten.

WIE UNSER KÖRPER AUF STRESSSITUATIONEN REAGIERT

Unser Körper ist auf komplizierte Weise darauf programmiert, mit kurzfristigen Stresssituationen umzugehen – wenn wir zum Beispiel von einem Hund gejagt werden oder in einen Tornado geraten. Wenn wir es mit einem Stressauslöser zu tun haben, hilft er uns auf erstaunliche Weise. Die speziellen Prozesse, die in unserem Körper als Antwort auf Stress ablaufen, sind sehr komplex. Ich denke aber, es lohnt sich, die Grundlagen zu erklären, weil diese Vorgänge wirklich sehr beeindruckend sind. Alles fängt bei unserem sympathischen Nervensystem (SNS) an. Wir kennen es auch als den Kampf-oder-Flucht-Teil unseres Nervensystems. Wenn wir mit einem Stressauslöser konfrontiert sind, sendet das SNS Signale an die Nebennieren, also die Hormondrüsen, die auf unseren Nieren sitzen. Die Nebennieren reagieren, indem sie Adrenalin in den Blutkreislauf abgeben. Dieses Adrenalin zirkuliert dann durch den gesamten Körper.

Durch die Freisetzung dieser Signale und Hormone erhöht sich die Herzfrequenz, die Atmung wird flacher und Glukose wird in den Blutkreislauf abgegeben. Außerdem spannen sich die Muskeln an, verengen oder erweitern sich die Blutgefäße und Atemwege und verlangsamt sich die Verdauung, damit der Blutfluss in andere Körperregionen geleitet werden kann. (Falls Sie schon einmal in einer starken Stresssituation etwas gegessen haben und dann mit Magenschmerzen, Blähungen oder Sodbrennen zu tun hatten, ist Ihnen dieses Zusammenspiel zwischen Darm und Nervensystem bereits bekannt.) Diese Reaktion ist eine Art eingebautes Prioritätensystem, das unser Überleben sicherstellen soll, und wirklich imposant – vor allem dann, wenn wir uns vor Augen führen, dass all das abläuft, bevor wir überhaupt bewusst wahrnehmen, was gerade passiert. Das Gehirn aktiviert außerdem auch die HPA-Achse, die aus dem Hypothalamus, der Hypophyse und den Nebennieren besteht. Dadurch bleibt der Körper im Kampf-oder-Flucht-Modus, weil eine Hormonausschüttung in Gang gesetzt wird, bei der die Nebennieren schließlich Cortisol, unser hauptsächliches »Stresshormon«, freisetzen.

EINE EINFÜHRUNG IN DAS PARASYMPATHISCHE NERVENSYSTEM UND DEN VAGUSNERV

Wenn der Auslöser für unseren Stress verschwunden und die Gefahr gebannt ist, übernimmt normalerweise das parasympathische Nervensystem (PNS), das auch als Ruhe- und Verdauungsregulierer bekannt ist. Es funktioniert wie eine Art Bremspedal, das das Nervensystem beruhigt, wenn sich die Aufregung gelegt hat, und sorgt dafür, dass wir uns entspannen und der Körper sich wieder auf andere Dinge konzentrieren kann, wie zum Beispiel die Verdauung unseres Mageninhalts.

Zu den faszinierendsten Eigenschaften unserer menschlichen Physiologie gehört, wie wir die Kraft des PNS nutzen – nämlich mithilfe des sogenannten Vagusnervs. Dieser Nerv verläuft von der Hirnbasis durch den Hals über die Brust bis hinunter in das Abdomen. Das lateinische Wort *vagus* bedeutet »umherstreifen«, und genau das tut der Vagusnerv auch: Er wandert den Körper hinab und ist auf seinem Weg mit dem Herz und fast allen wichtigen Organen verbunden. Dieser Nerv wurde lang als bemerkenswertes inneres sensorisches System angesehen, weil er an der Regulierung der Atmung, der Herzfrequenz, der Muskeln, der Verdauung, des Kreislaufs und sogar der Stimmbänder beteiligt ist.

Wenn Sie bisher noch nichts vom Vagusnerv gehört haben, geht das nicht nur Ihnen so. Es könnte daran liegen, dass die Wissenschaft, auch wenn ihr die Vielseitigkeit seiner Funktionen bekannt ist, noch nicht genau weiß, wie er eigentlich funktioniert. Was wir wissen, ist, dass er ein wichtiger Regulierer des peripheren Nervensystems ist, weil er den Puls verlangsamen und den Blutdruck senken kann. Der Vagusnerv übernimmt auch bei der Darm-Hirn-Achse eine zentrale Rolle, die immer wichtiger wird, je mehr wir über den komplexen Zusammenhang zwischen der Gesundheit des Darms und der Gesundheit des Gehirns lernen. (Wenn Ihnen vor Nervosität schon einmal der Appetit vergangen ist, haben Sie diesen Zusammenhang am eigenen Leib erfahren.)

Auch wenn das PNS und der Vagusnerv sich nach Stresssituationen um uns kümmern, gelingt es ihnen oft nicht, unseren Körper wieder in den Ruhezustand zu versetzen. Das liegt daran, dass das SNS erst abschalten muss, damit das PNS übernehmen kann. Leider ist weder unser Körper noch unser Gehirn besonders gut darin, den Unterschied zwischen einem Bär im Wald, einem langen Stau oder einer unverschämten E-Mail eines Kollegen zu erkennen. Das wiederum bedeutet, dass wir unser sympathisches Nervensystem den ganzen Tag über ununterbrochen stimulieren, wodurch wiederum die Nebennieren und die HPA-Achse stimuliert werden und das ganze System komplett überfordert ist. Genau diese chronische Überstimulierung trägt zu den stressbedingten Gesundheitsproblemen bei, die so viele von uns plagen und unser PNS daran hindern, das zu tun, was es am besten kann.

DIE ROLLE VON MAGNESIUM IM NERVENSYSTEM

Vielleicht fragen Sie sich, warum ich das alles so detailliert mit Ihnen durchgehe. *Schließlich geht es in diesem Buch doch um Magnesium und nicht um chronischen Stress, oder?* Nun ja – Magnesium spielt bei der Gesundheit und Aktivität des parasympathischen Nervensystems eine entscheidende Rolle. Eigentlich spielt es im gesamten Nervensystem eine wichtige Rolle, da Studien nachgewiesen haben, dass ein Magnesiummangel zu einer ungewollten sympathischen Erregung führen kann. Kurz gesagt heißt das, dass zu wenig Magnesium eine Kampf-oder-Flucht-Reaktion auslösen und das PNS daran hindern kann, zu übernehmen.

Positiver Stress

Gibt es so etwas wie gesunden Stress? Ja, das gibt es tatsächlich. Wenn Sie Ihren Körper und Geist einer gewissen Menge Stress aussetzen, kann das sogar sehr gut für Sie sein – womöglich sogar eines der gesündesten Dinge, die Sie für sich selbst tun können. Dr. Dean Sherzai und Dr. Ayesha Sherzai, beide Ärzte und Autoren des Bestsellers *Die Alzheimer-Lösung*, sind Experten für Gehirngesundheit. Besonders kennen sie sich aber mit den Auswirkungen des Lebensstils auf die Gesundheit des Gehirns aus. Sie sprechen und schreiben viel über die Bedeutung von positivem Stress. Dazu gehören solche Dinge wie fleißiges Pauken, um einen Abschluss zu erreichen, der einem das zukünftige Leben leichter macht, oder die Aufnahme eines neuen Hobbys, bei dem wir unsere Komfortzone verlassen. In einem Artikel für *mindbodygreen* schrieben sie: „Positiver Stress wirkt sich auf die neuroendokrine Achse völlig anders aus als negativer Stress. Er stärkt die Gehirngesundheit, indem er neue neuronale Verbindungen schafft und Entzündungen verringert. Positiver Stress kann sogar das stärkste Glied der Kette sein, die die Gehirngesundheit langfristig schützt." Welche Lehre ziehen wir daraus? Der Schlüssel zur Gesundheit liegt nicht darin, Stress um jeden Preis zu vermeiden. Wir müssen anfangen, nicht jede Art von Stress in denselben Topf zu werfen. Es ist wichtig, die verschiedenen Arten von Stress in unserem Leben zu identifizieren, einzuordnen, zu priorisieren, positiven Stress zu erhöhen und negativen zu verringern.

Magnesium kann dem Körper sehr wahrscheinlich dabei helfen, besser mit chronischem Stress umzugehen und seine negativen Auswirkungen abzumildern. Die Autoren einer Studie, die 2016 in der Fachzeitschrift *Fortschritte der Medizin* veröffentlicht wurde, schrieben in ihrem Fazit: »Die Ergebnisse dieser Studie weisen darauf hin, dass Menschen mit psychischen und körperlichen Stressbelastungen von einer täglichen Magnesiumzufuhr profitieren können. Dies könnte zu einer verbesserten physiologischen Regulierung der sympathischen und parasympathischen Efferenzen führen und darüber hinaus einem Magnesiummangel und Erkrankungen wie beispielsweise Angstzuständen, Reizbarkeit, Konzentrations- oder Schlafstörungen oder Depressionen vorbeugen.« Magnesium hat auch deshalb etwas mit Stress zu tun, weil man davon ausgeht, dass chronischer Stress den Magnesiumspiegel senkt. Wie Sie sich vorstellen können, entsteht dadurch ein Teufelskreis von zu viel Stress, zu wenig Magnesium, noch mehr Stress, noch weniger Magnesium ... Sie erkennen wahrscheinlich, wie dies ziemlich schnell außer Kontrolle geraten kann.

Über die Auswirkungen von Stress auf unsere Gesundheit sind sich sowohl Schulmediziner wie auch Vertreter der integrativen und funktionellen Medizin einig. In stärker ganzheitlich ausgerichteten Kreisen wird auch oft von der sogenannten »Adrenalinerschöpfung« gesprochen, die die konventionelle Schulmedizin noch nicht anerkennt. Bei dieser Adrenalinerschöpfung handelt es sich im Grunde um eine milde Form der Nebenniereninsuffizienz, die auftritt, wenn die Nebennieren (die für die Bildung der Hormone Adrenalin und Cortisol zuständig sind) so überlastet sind, dass sie nicht mehr ordnungsgemäß funktionieren können. Laut Dr. Aviva Romm, einer führenden Ärztin für integrative Medizin, Kräuterexpertin, Hebamme und Autorin des Buches *Der Aufstand der Hormone*, gehören zu den häufigen Symptomen einer Adrenalinerschöpfung:

- extreme Erschöpfung und Lethargie
- Schlafstörungen
- Reizbarkeit, Angstzustände, Niedergeschlagenheit
- Gelüste nach Zucker, Kohlenhydraten, Fett, Koffein oder Salz
- Müdigkeit gegen 15 oder 16 Uhr
- Gewichtszunahme, besonders um die Körpermitte herum
- häufigere Infekte als früher
- Hormonprobleme und -ungleichgewichte
- »Gehirnnebel« und Vergesslichkeit
- Verdauungsstörungen
- Symptome von Hashimoto oder einer anderen Autoimmunkrankheit

Im Grunde genommen fühlen Sie sich müde, gestresst, ausgebrannt, überfordert und nicht mehr in der Lage, mit dem Tag fertig zu werden. Wahrscheinlich fühlen Sie sich auch den ganzen Tag über müde und sind dafür abends, wenn Sie einschlafen wollen, völlig aufgekratzt. Das liegt an einer Fehlregulierung Ihres zirkadianen Rhythmus und Ihres Cortisol-Melatonin-Kreislaufs.

Leider werden Symptome wie diese von Ärzten gerade bei Frauen oft abgetan oder falsch diagnostiziert – zum Beispiel als Angststörung oder Depression. Wenn Ihnen dies nur allzu bekannt vorkommt, empfehle ich Ihnen den Besuch bei einem Arzt, der erfahren darin ist, die Gesundheit der Nebennieren aus einem ganzheitlichen Blickwinkel zu betrachten, und der einen Hintergrund als Integrativmediziner oder Naturheilkundler hat. Um eine Adrenalinerschöpfung loszuwerden, braucht es mehr als die herkömmlichen Stressbekämpfungsstrategien wie Meditation und Yoga. Sehr häufig empfehlen Ärzte in so einem Fall eine gezielte Einnahme von Nahrungsergänzungsmitteln, Veränderungen der Ernährungsweise wie den Verzicht auf Koffein und Zucker, ein regeneratives Training und die Verbesserung der Schlafqualität.

WIE SIE SICH VON CHRONISCHEM STRESS NICHT ZU SEHR STRESSEN LASSEN

Vielleicht haben Sie jetzt den Eindruck, dass sich dieses Kapitel nur um Probleme dreht und keine Lösungen anbietet. Dabei gibt es sehr viel, was Sie tun können, um die Kontrolle zurückzuerlangen und chronischem Stress Paroli zu bieten. Bereit für ein paar gute Nachrichten? Es wird Sie freuen zu lesen, dass zum Stressabbau nicht unbedingt teure Nahrungsergänzungsmittel oder Technologie oder vielleicht eine Mitgliedschaft in einem Yoga-Studio nötig sind. Effektive Strategien zur Stressbekämpfung können von häufigeren Treffen mit Freunden bis hin zum Technologieverzicht am Abend und ein bis zwei zusätzlichen Stunden Schlaf pro Nacht reichen. Meditation ist eine weitere hervorragende Methode, um besser mit Stress umzugehen. Studien haben gezeigt, dass achtsame Meditation die Reaktion unseres Gehirns auf Stressauslöser verändert. Sie dämpft die Kampf-oder-Flucht-Reaktion, über die wir gerade gesprochen haben, und stärkt den Vagusnerv, der das PNS reguliert. Sie brauchen keine Apps oder teure Kurse, um zu meditieren. Setzen Sie sich einfach hin, schließen Sie die Augen und atmen Sie langsam 25 Mal durch die Nase ein und aus. Versuchen Sie, länger aus- als einzuatmen. Entspannen Sie Ihre Schulten und lassen Sie die Luft beim Einatmen in den Bauch- statt in den oberen Brustraum strömen.

Leider muss ich Ihnen neben den guten auch ein paar schlechte Nachrichten überbringen. Es ist nicht schwer, eine angenehme Stressbewältigungsstrategie zu finden (da gibt es ungefähr eine Million günstige und leichte Möglichkeiten). Die Herausforderung liegt darin, im Alltag auch die Zeit dafür zu schaffen. Wenn wir von einer Aufgabe zur nächsten hetzen, passiert es schnell, dass wir uns einreden, viel zu beschäftigt zu sein, um uns ein paar Minuten für den Stressabbau zu neh- men. Doch leider reden sich das viele von uns immer wieder aufs Neue ein, Tag um Tag und Jahr für Jahr. Dabei wissen wir doch, welche Folgen das hat. Die Frage ist nicht, ob der Stress uns irgendwann einholt, sondern wann, und wie sich das am Ende auswirkt.

Das Ziel meines Buches ist, Sie zu inspirieren, sich besser um sich selbst zu kümmern und Stressbewältigung zu einem wichtigen Teil Ihrer Alltagsroutine zu machen – und dabei Magnesium als Geheimwaffe einzusetzen. Magnesium lässt sich wunderbarerweise auf viele verschiedene Arten ver- wenden. Viele davon zwingen uns dazu, unser Handy wegzu- legen und uns ein paar Minuten für uns selbst zu nehmen – eine Win-win-Situation!

Wir können nicht verhindern, dass der Bus Verspätung hat, die Kinder kurz vor einer wichtigen Präsentation bei der Arbeit krank werden oder die Schlange an der Supermarktkette bis in den hintersten Ladenwinkel reicht. Ebenso wenig können wir das Leid oder die Verluste verhindern, die wir alle zu irgend- einem Zeitpunkt durchstehen müssen, oder die Trauer und die

Verzweiflung, die damit einhergehen. Doch wir können unserem Körper liebevolle Aufmerksamkeit schenken und alles in unserer Macht Stehende tun, um die Auswirkungen dieser Stressursachen (großer und kleiner) auf unsere Gesundheit abzumildern. Schon allein das sollte es uns wert sein, mehr darüber zu erfahren.

Dr. Ellen Vora, eine integrative Psychiaterin, mit der ich seit Jahren eng zusammenarbeite, schrieb einmal:

Wenn Sie Ihren Stress reduzieren wollen, fangen Sie an, Handys, Bildschirme, soziale Medien, Neonröhren-Arbeitsplätze, Shoppingausflüge, Chaos, sterile Umgebungen, Gepiepe, Gebrumme, Benachrichtigungen und die Abhängigkeit vom Immer-beschäftigt-sein-Müssen hinter sich zu lassen und sich mehr der Natur, der Ruhe, dem langsamen Essen, der Erde, den Insekten, der Verbindung zu anderen Menschen, einer erfüllenden Tätigkeit, einem einfacheren Leben und weniger Besitztümern zuzuwenden und generell weniger zu tun. Ich verlange von Ihnen, mehr zu tun, als nur ein Buch über minimalistische Inneneinrichtung zu lesen; ich verlange, dass Sie Ihr Telefon in die andere Zimmerecke werfen und eine Entscheidung darüber fällen, wie Sie all die Momente Ihres Lebens verbringen wollen!

Worauf warten Sie?

3

Die Geschichte von Magnesium, Bittersalzen und spirituellen Bädern

Nun, da wir den wissenschaftlichen Hintergrund von Magnesium und sein Potenzial als Hilfsmittel gegen chronischen Stress kennen, wird es Zeit, uns der Geschichte dieses natürlichen Heilmittels zuzuwenden. Zu dieser gehören auch Bittersalze und spirituelle Bäder. Die Einnahme von Magnesium und anderen Mineralstoffen mag nach einem modernen Wellnesstrend klingen. Tatsächlich hat es aber eine sehr lange und reiche Geschichte und ist Teil fast jeder Kultur.

Die Tradition der Salzwasserbäder beginnt dort, wo man sie auch vermuten würde: am Meer. Meerwasser ist eine sehr praktische Quelle von Magnesium und anderen Mineralstoffen. Die durchschnittliche Magnesiumkonzentration der Ozeane liegt bei circa 55 mmol/l (Millimol pro Liter). Das Tote Meer, eine der reichsten Mineralquellen unseres Planeten, hat eine Magnesiumkonzentration von über 198 mmol/l. Im Vergleich dazu liegt die Magnesiumkonzentration im menschlichen Blut bei nur circa 0,8 mmol/l. Dabei geht es gar nicht nur um Magnesium: Viele der in Meerwasser vorkommenden Mineralstoffe haben beeindruckende Heilkräfte, die Sie kennen und ausprobieren sollten.

DIE GESCHICHTE VON GESUNDHEITSBÄDERN UND DER TRANSDERMALEN MAGNESIUMTHERAPIE

Schon seit Tausenden Jahren baden Menschen in Meerwasser (und profitieren von den Vorteilen der transdermalen Magnesiumtherapie). Schon 2700 vor Christus beschrieb ein Text 40 verschiedene Salzarten und deren Verwendung. Hippokrates, der Vater der modernen Medizin, empfahl Meerwasser als Heilmittel, vor allem bei Patienten mit Muskelschmerzen und Arthritis. Die alten Griechen badeten in Meerwasser und warmen Algenbädern (eine ergiebige Magnesiumquelle). In vielen alten Kulturen wurde sogar Meerwasser für die Gesundheit getrunken.

Gegen Mitte des 18. Jahrhunderts veröffentlichte Dr. Charles Russell ein Buch mit dem Titel *The Uses of Sea Water* (Die Verwendung von Meerwasser), in dem er Anleitungen zur Behandlung verschiedener Krankheiten mit mineralstoffreichem Meerwasser gab. Badezusätze mit Salzen aus dem Toten Meer (die mindestens 21 Mineralstoffe enthalten, darunter Magnesium, Kalzium, Schwefel, Bromid, Jod, Natrium, Zink und Kalium) sollten Beschwerden lindern, die durch verschiedene Hautkrankheiten hervorgerufen wurden. Auch wenn sie vielleicht noch nicht erklären konnten, warum, wussten viele alte

Kulturen, dass lange Bäder in bestimmten Wasserarten bei verschiedenen Gesundheitsproblemen hilfreich waren. Die Leute badeten auch nicht nur im Ozean, sondern auch in heißen Quellen, Seen und Flüssen, von denen einige großartige Magnesiumquellen sind.

Und was ist mit Bittersalzen? Bitter- oder Epsomsalze wurden im frühen 17. Jahrhundert in einer Stadt entdeckt, die knapp 25 Kilometer von London entfernt liegt. Diese trug den schönen Namen – Sie kommen nie drauf – ... Epsom! Verschiedenen historischen Berichten zufolge gab es in dieser Stadt eine bittere, salzhaltige Quelle. Man entdeckte, dass das Baden in diesem Wasser die Wundheilung beschleunigte und eine abführende Wirkung hatte. Menschen aus ganz Europa pilgerten nach Epsom, um von der Heilwirkung der Quelle zu profitieren. So wurde die Stadt schnell zu einem der ersten Kurorte. Irgendwann entdeckten die Leute, dass sich Magnesiumsulfatsalze bildeten, wenn man das Wasser kochte. Dadurch konnten die Salze besser transportiert und verkauft werden.

Ihren Namen bekamen Epsom- oder Bittersalze von dem Chemiker Nehemiah Grew, der sie in seinem Buch als »bittere Reinigungssalze« beschrieb. Er war der Erste, der sie als käufliche Medizin vertrieb. Heute sind Magnesiumsulfate und andere Magnesiumarten zugelassene Abführmittel, die sowohl von der Schulmedizin wie auch von ganzheitlichen Heilpraktikern eingesetzt werden. Luxusresorts und Spas bieten immer noch verschiedene Gesundheitsbäder an, um das Hautbild oder die Durchblutung zu verbessern oder sogar abzunehmen und den Körper zu entgiften. Es gibt sogar sogenannte Floating-Schwebebäder, dunkle, von sämtlichen Reizen befreite Kammern, in denen Sie in völliger Dunkelheit beschwingt in mineralreichem Wasser schweben.

Es ist ziemlich beeindruckend, dass Bittersalze sogar heute noch, Hunderte Jahre später, in großen Tüten in Apotheken und Reformhäusern verkauft werden. Natürlich gibt es Magnesiumöl, Cremes und Ergänzungsmittel heutzutage als Kapseln, Pulver und in flüssiger Form. Wenn Sie bisher dachten, Magnesium sei nur ein weiterer kurzlebiger Trend, sind Sie jetzt vielleicht eines Besseren belehrt.

DIE SPIRITUELLE SEITE DES BADENS UND WIE SIE IHR MAGNESIUMBAD IN EIN RITUAL VERWANDELN

Bestimmt ist Ihnen schon aufgefallen, dass die Geschichte der Gesundheits- und Heilbäder stark spirituell geprägt ist. Spirituelle Bäder werden schon seit langer Zeit dafür eingesetzt, eine höhere Bewusstseinsebene zu erreichen oder Unreinheiten wegzuwaschen. Wasser wird oft als etwas Heiliges betrachtet: Es soll reinigen, den Geist klären und negative Einflüsse wegspülen. In ihrem Buch *Spiritual Bathing: Healing Rituals and Traditions from Around the World* schreibt die Naturheilkundlerin und Ethnobotanikerin Rosita Arvigo, dass »fast alle Kulturen Wasser mit Energie gleichsetzen ... Seit frühester Zeit glauben die Menschen fest daran, dass die im Wasser transportierte Energie die menschliche Energie verwandeln kann. Das ist ein zentraler Gedanke, wenn man die Wirkung spiritueller Heilbäder verstehen will.« Wasser oder Baden sind Teil der Praktiken und Rituale fast aller Kulturen: der Inkas, der amerikanischen Ureinwohner, der Muslime, Christen, Buddhisten, Kelten und Druiden.

Unabhängig davon, ob Sie religiös, spirituell oder keines von beidem sind, empfehle ich Ihnen, die Badrezepte aus dem zweiten Teil des Buches auszuprobieren. Sie können es ja wenigs-

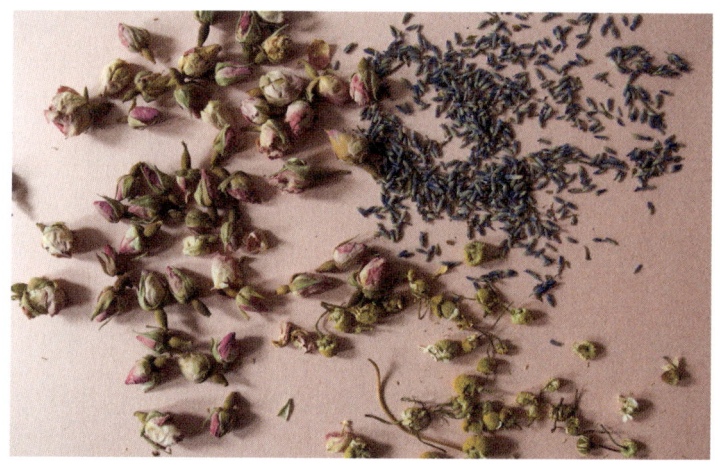

tens zu einem entspannenden Erlebnis machen. Vertiefen Sie Ihre Atmung, schalten Sie Ihr Handy aus und nehmen Sie sich diese wenigen Minuten für sich selbst. Es muss keine spirituelle Übung daraus werden, aber vielleicht eine in Achtsamkeit und Selfcare. Beachten Sie diese kurzen Tipps, um für sich das Beste aus Ihrem Bittersalzbad oder einem anderen magnesiumbasierten Rezept aus diesem Buch herauszuholen:

1. Finden Sie eine Tageszeit (ich bevorzuge die Zeit kurz vor dem Zubettgehen), in der Sie sich nicht gehetzt fühlen und sich mindestens 30 Minuten für sich selbst nehmen können. Entscheiden Sie schon vorher, welches Badrezept Sie verwenden wollen.

2. Reinigen Sie Ihre Badewanne mit einem Reinigungsmittel, das keine aggressiven Chemikalien enthält. Sie sollen sich bei Ihrem etwa zwanzigminütigen Bad absolut wohl und entspannt fühlen.

3. Lassen Sie das Wasser ein und nutzen Sie die Zeit, Ihr Badezimmer etwas aufzuräumen und die passende Beleuchtung zu finden – statt grellen Deckenlampen lieber eine Kerze oder zwei oder drei … Lassen Sie sich mitreißen!

4. Geben Sie das Salz noch während des Wassereinlassens hinzu (so löst es sich besser auf). Stellen Sie das Wasser ab und geben Sie die anderen Zutaten hinein (ätherische Öle, Kräuter, Blütenblätter usw.).

5. Schalten Sie Ihr Handy aus und legen Sie es in ein anderes Zimmer. Wenn Sie damit Musik abspielen möchten, nehmen Sie es mit ins Badezimmer. Stellen Sie den Klingelton dann auf lautlos oder aktivieren Sie den Flugmodus, damit Sie während des Badens ungestört sind.

6. Wenn Sie im Wasser liegen, atmen Sie einfach nur und lassen Sie Ihren Geist auf Wanderschaft gehen. Das ist der perfekte Moment, um Ihre Gedanken zu ordnen, Ihr Unterbewusstsein fließen zu lassen und Ihren Gefühlen den Raum und die Zeit zu geben, sich zu zeigen.

7. Versuchen Sie, Ihre Sinne zu aktivieren: Spüren Sie das Wasser auf Ihrer Haut und inhalieren Sie sanft den Duft Ihrer selbstgewählten Badzutaten.

8. Nehmen Sie sich gleich nach dem Bad ein paar Minuten Zeit, um langsam wieder in den Tag oder Abend zurückzufinden. Ruhen Sie sich kurz aus und spüren Sie der Wirkung des Magnesiums auf Ihren Körper und Geist nach. Wie fühlen sich Ihre Muskeln an? Wie ist Ihre Stimmung?

Reflektieren Sie kurz, bevor Sie wieder in den Alltag einsteigen.

MEHR ALS NUR EINE KAPSEL: WIE SIE MAGNESIUM-ERGÄNZUNGSMITTEL ZU EINER SELFCARE-ROUTINE MACHEN

Wenn sich das für Sie ein bisschen zu sehr nach »Eso-Kram« anhört, kann ich das verstehen. Dann stellen Sie sich Ihr Bad einfach als kleine Kur vor. Dr. Tieraona Low Dog, Ärztin und Pionierin auf dem Gebiet der integrativen Medizin, sagte einmal: »Ein tägliches spirituelles Bad ist eine einfache Möglichkeit, nicht nur dem eigenen Körper, sondern auch dem Geist und der Seele Aufmerksamkeit zu schenken.« Ganz einfach!

Diese Achtsamkeitsstrategie lässt sich auch bei den anderen Rezepten in diesem Buch anwenden. Natürlich können wir uns ganz schnell und einfach jeden Tag ein paar Magnesiumkapseln einwerfen. Aber darum geht es nicht. Wenn Sie Magnesium zu einem Teil Ihrer Selfcare-Routine machen und sich dafür einen speziellen Moment suchen oder ein kleines Ritual erschaffen, können Sie kurz innehalten und wieder in Einklang mit Ihrem Körper und Ihren Bedürfnissen kommen. Also hetzen Sie nicht! Bei dem chronischen Stress, dem wir ausgesetzt sind, spielt auch die Illusion eine große Rolle, dass wir alles so schnell wie nur menschenmöglich erledigen müssen.

Noch eine letzte Sache, bevor wir uns anderen Dingen widmen: Ich möchte mich direkt an diejenigen unter Ihnen wenden, die Schuldgefühle haben, wenn Sie sich Zeit für sich selbst nehmen, und es für übertriebenen Luxus halten, sich ein opulentes Schaumbad einzulassen. Die Wahrheit ist doch: Wenn Sie sich nicht gut um sich selbst kümmern, wie wollen Sie dann für alle anderen da sein? Eine kluge Person sagte einst: »Aus einem leeren Becher kann man nichts ausschenken.« Ich weiß nicht, ob jemals wahrere Worte gesprochen wurden.

Ausgiebige Bäder sind nicht jedermanns Sache. Wenn Sie sich nicht richtig entspannen können, weil Sie diesen Akt der Selbstliebe nicht vor sich selbst rechtfertigen können, versuchen Sie, sich ein Mantra vorzusagen, während Sie Ihr Handy, Ihre E-Mails, Ihre Aufgabenliste und alle aufdringlichen Gedanken ignorieren. Mein Lieblingsmantra ist momentan: *Genau jetzt bin ich für nichts verantwortlich.* Ich liebe den Gedanken, sich selbst die Erlaubnis zu geben, alles fallen zu lassen – wenn auch nur zeitweise – und die Freiheit zu genießen, sich auf die Nummer eins zu konzentrieren (also sich selbst).

Ich mag moderne Wellness-Trends genauso wie der Rest der Welt, aber es ist schön zu wissen, dass Magnesium und Bittersalze die Zeit überdauert haben. Es verleiht ihnen eine gewisse Glaubwürdigkeit und erinnert mich daran, dass die Menschen auch ohne moderne Technologie und den enormen wissenschaftlichen Erfahrungszuwachs schon immer kreativ und einfallsreich waren.

Magnesiummangel

Die Welt der Nahrungsergänzungsmittel kann uns schnell erschlagen. Wo sollen wir bei den Tausenden Möglichkeiten da draußen überhaupt anfangen? Sogar ich, die seit Jahren in der Gesundheits- und Wellnessindustrie arbeitet, bin manchmal überfordert. Ich gebe auch zu, dass ich trotz meines zunehmenden Erfahrungsschatzes schon jede Menge Geld für Ergänzungsmittel verschwendet habe, die ich schlussendlich nie einnahm. Scheinbar jede neue Marke oder jedes neue Produkt behauptet, besser als alles andere zu sein, was es bereits auf dem Markt gibt. Doch über die Jahre habe ich Folgendes gelernt: Bei Ergänzungsmitteln sollten Sie kritisch bleiben und sich nicht von Werbung und hochwertigen Verpackungen täuschen lassen, die Ihnen das Gefühl geben, Sie müssten sofort alle einnehmen. *Sie müssen nicht alle einnehmen.* Beim Supplementieren geht es darum, ein bestimmtes Problem zu behandeln und einen Nährstoff in einer spezifischen Dosis einzunehmen.

DIE WUNDERBARE WELT DER ERGÄNZUNGSMITTEL ÜBERBLICKEN

Nahrungsergänzungsmittel sind weitaus komplizierter als das bloße Erkennen des Problems, die Fahrt zur Drogerie und die Einnahme der auf der Verpackung angegebenen Dosis. Wenn Sie das Ganze so angehen, werden Sie wahrscheinlich nicht viel Erfolg haben. Das ist ein wichtiger Aspekt: Es gibt viele Leute, die Ergänzungsmittel falsch einnehmen oder minderwertige Produkte kaufen. Sie schlucken sie ein paar Wochen lang, ohne ihre Lebensweise zu verändern, und halten sie für wirkungslos, wenn sie nichts bringen. Hinzu kommt, dass viele Studien nicht auf die Qualitätsunterschiede bei verschiedenen Herstellern und ebenso wenig auf die Form der verwendeten Nährstoffe hinweisen. Zwischen der bloßen »Einnahme von Ergänzungsmitteln« und der Einnahme von Ergänzungsmitteln, wie sie wirklich eingenommen werden sollten, klafft ein riesiger Unterschied.

Wenn ich mit Gesundheitsexperten zusammenarbeite, überrascht es mich oft, wenn sie mir empfehlen, nur die halbe oder manchmal sogar die dreifache der auf der Packung angegebenen Dosis einzunehmen. Andere Male wurde mir ans Herz gelegt, manche Ergänzungsmittel nur ein paar Mal im Monat oder zu bestimmten Tageszeiten einzunehmen oder andere Mittel mit der gezielten Veränderung von Lebensgewohnheiten zu kombinieren. Sie selbst können all diese Dinge gar nicht wissen. Es ist Detailwissen, das sich Ärzte oder Heilpraktiker, die sich mit Ergänzungsmitteln auskennen, über Jahre der klinischen Praxis und Beobachtung hinweg angeeignet haben.

Wenn ich heute vorhabe, ein neues Mittel auszuprobieren

und Geld zu investieren, achte ich darauf, dass (1) ich es wirklich brauche und nicht nur dem letzten Trend hinterherlaufe, (2) ich die richtige Dosis und Form einnehme, um mein Ziel zu erreichen, und (3) ich eine Marke kaufe, die die beste in Sachen Qualität und Wirksamkeit ist. So vermeide ich, zuhause einen Ergänzungsmittelfriedhof anzulegen, was uns bestimmt allen bekannt vorkommt. Ist es nicht schön, ein bisschen älter und weiser zu werden?

WIE SIE HERAUSFINDEN, OB SIE EIN MAGNESIUM-ERGÄNZUNGSMITTEL BRAUCHEN

Wie können wir herausfinden, ob wir überhaupt Magnesium einnehmen müssen? Diese Frage lässt sich leider nicht kurz und bündig beantworten. Ich fange einmal damit an, dass die *National Health and Nutrition Examination Survey* (NHANES; statistische Erhebung zu Gesundheit und Ernährung des National Center for Health Statistics der USA) von 2005 bis 2006 zeigte, dass mindestens 50 Prozent aller US-amerikanischen Erwachsenen nicht genug Magnesium aufnehmen und ein Magnesiummangel deshalb einer der häufigsten Nährstoffmängel bei Erwachsenen ist. Dieser Mangel wird oft als »unsichtbares Defizit« bezeichnet. Aber warum genau? Wir wissen bereits, dass zu viel Kalzium das Risiko eines Magnesiummangels erhöht. Gleichzeitig nehmen wir über unsere Ernährung nicht mehr so viel Magnesium auf wie früher. Das liegt an unserer Ernährungsweise (und unserer Kalziumbesessenheit). Magnesium und andere essenzielle Nährstoffe gehen typischerweise auch bei Ernte, Verarbeitung, Lagerung, Kühlung und Transport von Lebensmitteln verloren. Getreide war früher zum Beispiel eine gute Magnesiumquelle. Doch in dem verarbeiteten Weißbrot, das viele Leute heutzutage essen, ist fast nichts mehr von diesem Mineralstoff zu finden. Die Folgen sind ziemlich gravierend. Eine in der Fachzeitschrift *Open Heart* veröffentlichte Studie kam sogar zu dem Schluss, dass Magnesiummangel eine Hauptursache von Herzkrankheiten ist, und beschrieb ihn als Krise der öffentlichen Gesundheit. Sind Sie jetzt alarmiert? Dachte ich mir.

Mit all diesem Hintergrundwissen lautet die erste Frage, die Sie sich bei einem tatsächlichen oder vermuteten Magnesiummangel stellen sollten, wie viele magnesiumreiche Lebensmittel Sie regelmäßig essen. Zu diesen Lebensmitteln gehören:

- grünes Blattgemüse wie Spinat, Grünkohl, Kohlblätter, Rübstiele und Sareptasenf
- Hülsenfrüchte wie schwarze Bohnen und Linsen

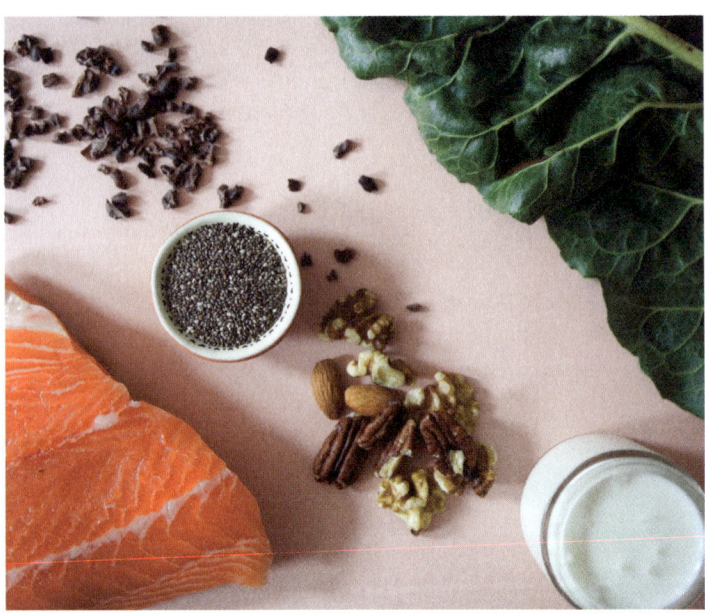

- Obst wie Feigen, Avocados und Bananen
- Nüsse und Samen, vor allem Kürbiskerne, Sesamsamen, Mandeln und Cashewkerne
- Vollkorngetreide
- Joghurt und Kefir
- fettreicher Fisch wie Lachs, Makrele, Heilbutt und Thunfisch
- dunkle Schokolade

Magnesium im Trinkwasser

Wir wissen, dass Magnesium von Natur aus auf der Erde und in den Ozeanen vorkommt. Vielleicht fragen Sie sich nun, ob unser Trinkwasser Magnesium enthält. Nun, das kommt darauf an, welches Wasser Sie trinken. Leitungs-, Mineral- und Tafelwasser enthält von 1 mg/l bis zu über 120 mg/l Magnesium, je nachdem wo Sie wohnen. Mineralreiches Wasser wird oft auch als »hartes Wasser« bezeichnet. Bei »weichem Wasser« handelt es sich hingegen um Wasser, das behandelt wurde und als einziges Mineral nur noch Salz enthält. Generell können Sie davon ausgehen, dass Sie durch abgefülltes und Leitungswasser nicht genug Magnesium aufnehmen. Trotzdem ist es keine schlechte Idee zu prüfen, wie hoch der Magnesiumgehalt Ihres Wassers ist, um festzustellen, ob Sie ein größeres (oder geringeres) Risiko für einen Magnesiummangel haben. Einige Leute glauben, dass Trinkwasser generell mit Magnesium angereichert werden sollte (so wie es in den 1940er-Jahren in den USA mit Fluorid Usus war), weil ein Mangel so weitverbreitet ist. Ich persönlich bestimme aber gern selbst, was ich meinem Körper wann zuführe. Wasser etwas hinzuzufügen ist wesentlich einfacher, als es wieder herauszubekommen.

Essen Sie diese Lebensmittel regelmäßig und in großen Mengen? Die von den *National Institutes of Health* empfohlene tägliche Menge für Erwachsene liegt zwischen 310 und 320 mg Magnesium bei Frauen und 400 bis 420 mg bei Männern. Schätzungen zufolge liegt die durchschnittliche Magnesiumzufuhr bei Erwachsenen in den USA bei ungefähr 250 mg pro Tag. Was schätzen Sie, in welchem Bereich Ihre Magnesiumzufuhr liegt?

ESSEN REICHT NICHT AUS: ZUSÄTZLICHE FAKTOREN, DIE EINEN MAGNESIUMMANGEL BEGÜNSTIGEN

Wenn wir ausreichend magnesiumreiche Lebensmittel essen, sind wir dann nicht vor einem Mangel geschützt? Es wäre nachlässig von mir, nicht darauf einzugehen, dass sich unser Essen in den letzten hundert Jahren dramatisch verändert hat. Auch wenn wir ständig Spinat essen, müssen wir die modernen Landwirtschaftspraktiken und die Bodenqualität berücksichtigen. Die Mineralstoffkonzentration im Boden ist heute noch geringer als vor nur zehn Jahren.

Hinzu kommt, dass es noch einige andere Dinge gibt, die Ihnen in die Quere kommen, auch wenn Sie genügend Magnesium mit Ihren Mahlzeiten und Snacks aufnehmen. Dazu gehört erstens der weitverbreitete Arzneimittelgebrauch (sowohl von verschreibungspflichtigen wie auch frei verkäuflichen Medikamenten), der unserem Körper Magnesium entzieht. Zu diesen Medikamenten zählen Blutdrucksenker, die Antibabypille, Protonenpumpenhemmer (die häufig bei Säurereflux und Sodbrennen verschrieben werden) und Diuretika. Zusätzlich dazu können Verdauungsstörungen zur Malabsorption von Magnesium führen, was häufig durch Antibiotika und andere verschreibungspflichtige Medikamente, die das Mikrobiom des Darms stören, verschlimmert wird. Und zu guter Letzt können auch Diabetes (besonders ein schlecht kontrollierter), Alkohol- und Koffeinkonsum, chronischer Stress, übermäßiges Schwitzen, starke Regelblutungen, ein hormonelles Ungleichgewicht und Nierenerkrankungen den Magnesiumspiegel beeinträchtigen. Die Wahrscheinlichkeit eines Magnesiummangels nimmt außerdem mit steigendem Alter zu. Studien zeigen, dass die Ernährung älterer Menschen oft weniger Magnesium enthält, sie eher magnesiumentziehende Medikamente einnehmen und ihr Körper mit der Zeit immer mehr Magnesium ausscheidet.

Wie schon gesagt, gibt es keine kurze und bündige Antwort darauf, ob bei Ihnen ein Magnesiummangel vorliegt oder nicht. Es würde mich allerdings überraschen, auf eine Person zu stoßen, bei der gegenwärtig oder in ihrer früheren Krankheitsgeschichte keiner der oben genannten Risikofaktoren eine Rolle spielt. Schlussendlich können all diese Faktoren Ihre Fähigkeit beeinträchtigen, Magnesium überhaupt aufzunehmen und das aufgenommene Magnesium dann auch tatsächlich zu absorbieren. Mit diesem Hintergrundwissen überlasse ich es Ihnen zu bestimmen, wie groß die Wahrscheinlichkeit ist, dass auch Sie einen Magnesiummangel haben.

DEN MAGNESIUMWERT BESTIMMEN LASSEN: LOHNT ES SICH?

Jetzt fragen Sie sich wahrscheinlich, was dieses ganze Ratespiel soll. *Können wir nicht einfach einen Bluttest zur Bestimmung unseres Magnesiumwerts machen lassen und so herausfinden, ob wir einen Mangel haben oder nicht?* Es wäre natürlich ideal, wenn wir unseren Magnesiumwert einfach mit einem Bluttest wie bei Vitamin D oder Vitamin B12 bestimmen könnten. Leider ist so ein Test aber leichter gesagt als getan. Das hängt hauptsächlich damit zusammen, dass der Großteil des Magnesiums im Körper in den Zellen und Knochen vorkommt und nur etwa ein Prozent davon im Blut zirkuliert. Wenn Sie also mittels Bluttest die Magnesiumkonzentration bestimmen lassen, sagt diese Zahl nicht viel darüber aus, wie hoch der Magnesiumgesamtwert Ihres Körpers ist oder welche Werte Sie in bestimmten Körperregionen haben. Das heißt, dass Sie einen Mangel und die darauf hinweisenden Symptome haben können (wie zum Beispiel Erschöpfung, kognitive Störungen und Kopfschmerzen), Ihr Blutserumtest aber ein völlig normales Ergebnis zeigt.

Sie können Magnesium auch messen, indem Sie die Konzentration des Magnesiums oder ionisierten Magnesiums in den roten Blutkörperchen, im Speichel oder Urin messen. Ein gut verfügbarer Magnesiumtest scheint der »Magnesiumtoleranztest« zu sein, bei dem der Magnesiumwert im Urin nach einer Magnesiumgabe über eine Infusion oder Spritze gemessen wird. Dieser Test funktioniert, weil – falls Sie sich erinnern – die Magnesiumhomöostase (die Menge an Magnesium, die Ihr Körper behält oder loswird) von Ihren Nieren kontrolliert wird. Wenn Sie zu viel Magnesium im Körper haben, gibt er es über den Urin ab. An einem beliebigen Tag verlieren Sie ungefähr 120 mg Magnesium. Bei einem niedrigen Gesamtwert ist nach diesem Test weniger im Urin, weil Ihr Körper versucht, das Magnesium zu behalten. Wenn Ihr Urin nach einer Magnesiuminfusion oder -spritze einen niedrigen Magnesiumwert aufweist, könnte Ihr Arzt daraus ableiten, dass Sie einen wahrscheinlichen Mangel haben, weil Ihr Körper das verabreichte Magnesium gleich absorbiert hat. Haben Sie aber einen hohen Magnesiumwert im Urin, könnte er daraus schließen, dass Ihr Gesamtwert in einem gesunden Bereich liegt, da Ihr Körper sich für das Ausscheiden des überschüssigen Magnesiums und nicht für die Absorption entschieden hat. Dieser Test ist jedoch nicht narrensicher, und Sie müssen dafür zweimal zum Arzt gehen. Abgesehen davon kann es schwierig sein, eine Praxis zu finden, die überhaupt Magnesiumtoleranztests anbietet.

Auch wenn ein Magnesiumtoleranztest Ihnen den besten Einblick in Ihren Magnesiumspiegel vermittelt, gibt es keine Einzelmethode, die als Goldstandard gilt. Magnesiumtoleranztests werden oftmals gar nicht durchgeführt, weil zuvor meist eine klinische Evaluierung nötig ist (bei der ein Arzt oder Experte Ihre Symptome analysiert), um überhaupt einen Mangel zu diagnostizieren. Wenn Sie strikt gegen das Supplementieren ohne einen vorherigen Test sind, fragen Sie Ihren Arzt oder Ihre Ärztin nach einem Magnesiumtoleranztest. Doch auch wenn Sie das tun, könnte er oder sie einfach nur vorschlagen, dass Sie zunächst ein oder zwei Monate ein Ergänzungsmittel ausprobieren und herausfinden, wie sich dies auf Ihre Gesundheit auswirkt. Die gute Nachricht ist, dass Magnesium relativ sicher (und günstig!) ist. Es einzunehmen, um herauszufinden, ob dies Ihre Symptome verbessert, ist daher eine gute Idee, solange Sie es vorher mit Ihrem Arzt oder Ihrer Ärztin besprechen.

Die Antwort auf die Frage »Muss ich wirklich Magnesium einnehmen?« ist daher gleichzeitig einfach und kompliziert. Die einfache Antwort ist: »Ja, wahrscheinlich.« Die längere Antwort lautet, dass Magnesiumtests recht selten zur Bestimmung eines tatsächlichen klinischen Magnesiummangels herangezogen werden und ein Mangel häufig durch das Ausprobieren eines Ergänzungsmittels oder die Analyse der Symptome und Lebensstilfaktoren, die ein Risiko vergrößern können, diagnostiziert wird.

ANZEICHEN FÜR EINEN MAGNESIUMMANGEL

Wie wir gerade besprochen haben, sind Tests zur Feststellung eines Magnesiummangels keine einfache Prozedur. Und Überraschung – das Identifizieren der Anzeichen und Symptome ist es auch nicht. Da Magnesium im menschlichen Körper viele verschiedene Funktionen übernimmt, zeigt sich ein Mangel durch vielfältige Anzeichen und Symptome, die sich auch mit anderen Erkrankungen überschneiden. Führenden Ärzten der integrativen und funktionellen Medizin zufolge gibt es einige häufige Symptome, die darauf hinweisen, dass Sie nicht so viel Magnesium in Ihrem Körper haben, wie Sie eigentlich bräuchten. Dazu gehören:

- Muskelkrämpfe, Schwäche, Erschöpfung, Zuckungen
- Schlafstörungen
- Reizbarkeit
- Lärmempfindlichkeit
- Angstzustände
- Autismus
- Depressionen
- ADS/ADHS
- Asthma
- Herzrasen
- Osteoporose
- wiederkehrende bakterielle oder Pilzinfektionen aufgrund niedriger Stickstoffmonoxidwerte oder eines geschwächten Immunsystems

- Karies
- Impotenz
- Eklampsie und Präeklampsie
- Angina
- Restless-Legs-Syndrom
- verstärkte PMS-Symptome
- Verhaltensstörungen und Stimmungsschwankungen
- Verstopfung
- Analkrämpfe
- Kopfschmerzen
- Migräne
- Fibromyalgie
- chronische Erschöpfung
- Nierensteine
- Diabetes
- Adipositas
- Bluthochdruck
- Schilddrüsenerkrankungen
- Menstruationsbeschwerden (Krämpfe)
- Reizblase
- Reizdarmsyndrom und andere Darmerkrankungen
- Reflux

Ich möchte, dass Sie all diese Symptome mit einer gesunden kritischen Distanz betrachten. Wenn es darum geht, ob diese Symptome eng mit einem Magnesiummangel zusammenhängen oder nicht, variiert die Qualität der Forschung beträchtlich. Achten Sie lieber auf die übergeordneten Kategorien, unter die viele der aufgelisteten Symptome fallen. Ihnen wird auffallen, dass viele von ihnen oft als »Hyperreizbarkeit«-Erkrankungen eingestuft werden. Diese treten auf, wenn das Nervensystem oder eine andere Körperregion übermäßig aktiv ist, was zu Symptomen wie Krämpfen, Kopfschmerzen, Spasmen, Reizungen, Entzündungen, Verengungen und Herzrasen führt. Diese Symptome scheinen allesamt eine gemeinsame Ursache zu haben, bei der Magnesium eine wichtige Rolle spielen könnte.

SIE HABEN MÖGLICHERWEISE EINEN MAGNESIUM-MANGEL, WAS ABER NICHT DIE LÖSUNG ALL IHRER GESUNDHEITSPROBLEME IST

Wenn Sie sich die Liste der Anzeichen und Symptome eines Magnesiummangels ansehen und dabei denken, dass diese ja wohl eine ganze Reihe verschiedener Ursachen haben können, kann ich das sehr gut nachvollziehen. Es ergibt keinen Sinn zu behaupten, dass ein komplexes und weitverbreitetes Gesundheitsproblem wie Adipositas, das Millionen Menschen auf der Welt plagt, von einem einfachen Magnesiummangel herrührt. Ich will Ihnen definitiv nicht erzählen, dass sich all diese Gesundheitsprobleme durch die Einnahme von Magnesium heilen lassen. Das wäre schlichtweg verrückt.

Ich möchte Ihnen dennoch ans Herz legen, sich komplexe Beschwerden wie Adipositas und Diabetes näher anzuschauen und zu verstehen, dass sie genau das sind, was ich gerade sagte: komplex. Sie alle haben nicht nur eine Ursache, sondern rühren von einer wilden Kombination verschiedener Mangelzustände und Störungen her. Nehmen wir zum Beispiel Adipositas: In den letzten Jahren haben wir herausgefunden, dass eine Gewichtszunahme nicht nur damit zusammenhängt, dass man mehr Kalorien aufnimmt, als verbrannt werden, und auch genauso wenig nur auf genetische oder umweltbedingte Faktoren zurückzuführen ist. Adipositas hängt eng damit zusammen, wie unser Stoffwechsel funktioniert, wie gut wir Nährstoffe absorbieren, welche Nährstoffe wir essen, wie gesund unser Mikrobiom, wie ausgeglichen unser Blutzuckerspiegel und wie gut unsere Schlafqualität ist und auch wie gestresst wir sind (diese Liste ließe sich bis ins Unendliche fortführen). Denken Sie einmal so darüber nach: Wenn ein Magnesiumergänzungsmittel in der Lage wäre, nur ein oder zwei Faktoren zu verbessern, die bei Adipositas eine Rolle spielen, würden Sie sich dann näher damit befassen und es ausprobieren (natürlich vorausgesetzt, dass es sicher ist)? Ich denke schon.

Ich arbeite nun schon eine ganze Weile in der Gesundheits- und Wellness-Industrie. Etwas, das mich fast täglich frustriert, ist, wie viel Zeit wir damit verschwenden, nach der einen Lösung oder Hauptursache unserer Gesundheitsprobleme zu suchen. »Vielleicht ist es Lyme-Borreliose oder chronische Erschöpfung oder Zöliakie«, höre ich so viele meiner Freunde und Kollegen sagen. Natürlich gibt es seltene Fälle, bei denen ein Erkrankter endlich herausfindet, dass sich seine Krankheit auf eine einzige Grundursache zurückführen lässt. Doch meistens ist das nicht der Fall. Aber wie werden die meisten Leute dann wieder gesund? Die Mehrzahl der Leute, die ich kenne und die ihre Gesundheit zurückerlangt haben, erreichte dies mit mehreren kleinen gesunden Veränderungen, Schritt für Schritt. In der Summe führten diese schließlich zu einer besseren Gesundheit.

Letztendlich müssen Sie entscheiden, ob Sie von etwas mehr Magnesium profitieren könnten. Die gute Nachricht ist, dass eine Supplementierung mit Magnesium in einer normalen Dosierung generell als sicher eingestuft wird und außerdem auch – ein Riesenbonus – günstig ist. Manchmal ist der einfachste Weg herauszufinden, ob Ihnen die Magnesiumeinnahme etwas bringt, tatsächlich der, es einfach auszuprobieren.

Als ich Dr. Will Cole, einen Experten der funktionellen Medizin und Autor des Buches *Ketotarian*, fragte, ob wir alle ein Magnesiumergänzungsmittel bräuchten oder nicht, antwortete er: »Ich denke, dass alle von etwas mehr Magnesium profitieren können. Schon allein wegen seiner entspannenden Wirkung – jeder kann das zu einer bestimmten Zeit gebrauchen. Ein Magnesiummangel wird mit vielen anderen Symptomen wie Krämpfen, Benommenheit, Angstzuständen, Entzündungen und auch Diabetes in Zusammenhang gebracht.« Na, schon neugierig, bei welchen anderen Problemen Magnesium hilfreich sein kann und wie es wirkt? Darum geht es im nächsten Kapitel. Weiter geht's!

5

Die gesundheitlichen Vorteile von Magnesium

Falls Sie sich schon genauer über die gesundheitlichen Vorteile von Magnesium informiert haben, wissen Sie bereits, dass viel darüber behauptet wird, wie es gegen Dutzende Gesundheitsprobleme hilft. Sie haben es wahrscheinlich schon zusammen mit Wörtern wie »geheilt«, »kuriert« und ... hier mache ich eine Pause, denn spätestens jetzt sollten bei Ihnen die Alarmglocken läuten. Ich glaube an Magnesium als Hilfsmittel (sogar als besonders wirkungsstarkes). Trotzdem ist es wichtig, jeden Vorteil von Magnesium und die Studien, die diesen angeblich belegen, kritisch zu prüfen. Jede einzelne Behauptung über Magnesium wird mit unterschiedlich aussagekräftigen wissenschaftlichen Belegen untermauert, die von anekdotischen Beweisen (sprich, dass manche Menschen es verwenden und glauben, dass es wirkt) bis hin zu randomisierten, doppelblinden und placebokontrollierten Studien reichen, die als Goldstandard der wissenschaftlichen Forschung gelten.

Dieses Kapitel beschreibt die meisten (aber nicht alle) gesundheitlichen Vorteile von Magnesium. Es konzentriert sich auf die Vorteile, die durch Peer-Review-Forschungsarbeiten oder überzeugende klinische Beobachtungen nachgewiesen wurden und sich von gesundheitsbewussten Menschen, die sich für Magnesium interessieren, leicht umsetzen lassen. Wir gehen darauf ein, wie es wirkt und wie man davon profitieren kann. Natürlich ist gesunde Skepsis immer angebracht. Aber jetzt, da wir wissen, welche wichtige Rolle Magnesium bei vielen biologischen Funktionen übernimmt (siehe Kapitel 1), ist es einleuchtender, dass es bei einer großen Anzahl von Erkrankungen, Störungen und alltäglichen Gesundheitsbeschwerden eine vielversprechende Wirkung zeigen kann.

MAGNESIUM UND SCHMERZEN

Unter all den Vorteilen, die Magnesium bietet, ist sein vielversprechendes Potenzial, verschiedene Arten von Schmerzen zu lindern, wohl am interessantesten. Dazu gehören nerven- und muskelbedingte Störungen und die Symptome, die sie hervorrufen, wie bestimmte Schmerztypen, Spasmen und Verspannungen.

Aber wie genau kann Magnesium Schmerzen lindern? Ein Großteil der schmerzstillenden Eigenschaften von Magnesium hängt mit seiner Fähigkeit zusammen, die Muskeln zu entspannen, da es eine zentrale Rolle bei der Muskelkontraktion übernimmt. Doch das ist nicht der einzige Grund. Magnesium kann auch mit NMDA-Rezeptoren (N-Methyl-D-Aspartat) im Gehirn interagieren, die eine wichtige Rolle bei Nervenschmerzen spielen. Studien weisen darauf hin, dass Magnesium zur Linderung von Nervenschmerzen in Zusammenhang mit Bauchspeicheldrüsenkrebs beiträgt. Es hat sich auch bei der Schmerzbehandlung bei Fibromyalgie als vielversprechend erwiesen, einer Autoimmunkrankheit, für die weit gestreute Muskelschmerzen und Empfindlichkeit typisch sind. Wissenschaftlern zufolge kann ein Magnesiummangel auch generell zu einer erheblichen Schmerzverstärkung führen. Mit anderen Worten: Ein Magnesiummangel kann die Schmerzen, die Sie schon haben, noch verschlimmern.

Manchmal ist es schwer vorstellbar, dass Magnesium nicht nur leichtere Schmerzen und Beschwerden lindert, die vielleicht von einem langen Tag bei der Arbeit oder einem schweißtreibenden Training im Fitnessstudio stammen, sondern auch bei schwerwiegenden Erkrankungen hilfreich sein kann, die mit chronischen Schmerzen einhergehen. Kann es wirklich beides? Ich für meinen Teil habe gelernt, dass dies davon abhängt, welche Rolle Magnesium schon anfangs bei den Schmerzen spielte. Das Beheben eines Magnesiummangels kann zur Linderung von Schmerzen beitragen. Doch jemand mit einem gesunden Magnesiumspiegel, der aus anderen Gründen unter Schmerzen leidet, wird diese Wirkung wahrscheinlich nicht spüren.

Nachdem wir nun wissen, dass es tatsächlich einen recht großen Zusammenhang zwischen Magnesium und Schmerzlinderung gibt, fragen Sie sich vielleicht, warum dies nicht immer in Betracht gezogen wird, wenn jemand unter Schmerzen leidet – besonders dann, wenn Sie erfahren, dass die Wissenschaft diesen Zusammenhang schon seit Jahrzehnten kennt. Die Autoren einer Studie, die 1996 in der Fachzeitschrift *Canadian Family Physician* veröffentlicht wurde, schrieben:

»Bei Patienten mit anhaltenden oder starken Muskelschmerzen sollte ein Magnesiummangel immer in die Differentialdiagnose miteinbezogen werden.« Dieser Artikel wurde vor über 20 Jahren verfasst, und dennoch gehört es noch immer nicht zum Standardprotokoll, bei Menschen mit Schmerzen an Magnesium zu denken – sogar wenn die Behandlungsalternativen, wie beispielsweise Opioide, extrem süchtig machen und jede Menge Nebenwirkungen verursachen, wie zum Beispiel Verstopfung, Übelkeit und Benommenheit. Mich schaudert, wenn ich daran denke, wie viele Menschen gerade leiden, weil ihr Magnesiummangel nicht erkannt wurde. Hinsichtlich der Korrelation von Magnesium und Schmerzbehandlung gibt es noch viele Fragen zu beantworten, doch es lohnt sich auf jeden Fall, die Sache genauer zu untersuchen.

MAGNESIUM UND KOPFSCHMERZEN

Zwar hätte ich Kopfschmerzen und Migräne auch unter dem allgemeineren Punkt »Schmerzen« abhandeln können. Doch da es viele Menschen gibt, die Magnesium zur Behandlung von Kopfschmerzen und insbesondere Migräne verwenden, verdient dieses Thema eine besondere Erwähnung. Es gibt viele Studien, die Migräne und Kopfschmerzen aller Arten mit einem Magnesiummangel in Verbindung bringen. Forschungen deuten zudem darauf hin, dass eine tägliche Nahrungsergänzung mit Magnesium Migräneanfällen vorbeugen kann, vor allem solchen, die mit PMS zusammenhängen. Bei einer Studie erhielten die Patientinnen 600 mg Magnesiumcitrat. Nach 9 bis 12 Wochen verringerte sich die Häufigkeit ihrer Kopfschmerzen um 41,6 Prozent, während es bei der Placebogruppe nur 15,8 Prozent waren. Vielleicht erstaunt Sie die Dosierung von 600 mg, da dies fast doppelt so hoch ist wie die täglich empfohlene Magnesiummenge. Wenn Sie an Kopfschmerzen oder Migräne leiden, sollten Sie unbedingt mit Ihrem Arzt oder Ihrer Ärztin über die Dosierung von Magnesium und die beste Einnahmeform in Ihrem speziellen Fall sprechen.

Sowohl ganzheitlich orientierte als auch Schulmediziner verwenden Magnesium oft intravenös, um Migräneattacken zu verhindern. Und das ziemlich erfolgreich. Dr. Ilene Ruhoy, eine integrative Neurologin und meine Lieblingsspezialistin für alles, was mit Gehirngesundheit zusammenhängt, ist eine von ihnen. Sie schlägt ihren Patientinnen und Patienten oft Magnesiuminfusionen vor. Als ich sie fragte, warum, erklärte sie mir: »Ein Magnesiummangel wird mit zerebraler Übererregbarkeit assoziiert, die vermutlich zu Migräne und Krampfanfällen beiträgt. Intravenös verabreichtes Magnesiumsulfat kann sehr effektiv bei einem Status migränosus sein, einer Migräne, die gleich gegen mehrere Behandlungen resistent ist. Diese Behandlungsform gibt es an den meisten Notfallversorgungszentren und Notaufnahmen, aber auch Kopfschmerzkliniken.« Diese Option zur Migränebehandlung scheint täglich beliebter zu werden.

Das Supplementieren von Magnesium mag keine Wunderheilung für Kopfschmerzen und Migräne sein, könnte aber immerhin dazu beitragen, dass Sie unter Ihrer individuellen Kopfschmerzschwelle bleiben. Angesichts der Nebenwirkungen von Migränemedikamenten – ganze zwei Drittel der Migränebetroffenen verzichten auf ihre verschreibungspflichtigen Medikamente, weil diese unter anderem Erschöpfung, Muskelschwäche, Druck in der Brust, Herzrasen, Übelkeit und Denkschwierigkeiten verursachen – scheint Magnesium eine umso attraktivere Option zu sein.

MAGNESIUM UND ANGSTZUSTÄNDE

Wie ich in Kapitel 2 erwähnt habe, spielt Magnesium bei der Gesundheit unseres Nervensystems sowie bei unseren Stress- bzw. Erholungsreaktionen eine wichtige Rolle. Es überrascht daher nicht, dass viele Leute berichten, Magnesium helfe ihnen auch bei der Regulierung ihrer Angstzustände. Das ist sogar einer der häufigsten Gründe für eine Magnesiumeinnahme. Laut der *Anxiety and Depression Association of America* leidet eine von 14 Personen weltweit an einer Angststörung. Dazu zählt alles von einer generalisierten Angst- bis zu einer Panikstörung, Agoraphobie, Soziophobie und anderen Phobien. Leider können die zurzeit verfügbaren Medikamente gegen angstbedingte psychische Erkrankungen süchtig machen und haben verheerende Nebenwirkungen. Daher gibt es eine große Nachfrage nach Mitteln, die Millionen von Menschen dabei helfen können, ihre Angststörungen zu kontrollieren, ohne damit genauso viele Probleme zu verursachen wie die Angststörung selbst.

Die speziellen Mechanismen, mit denen Magnesium Ängste unter Kontrolle hält, werden immer noch erforscht. Bisher wissen wir aber, dass es die Neurorezeptoren, die Neurotransmitter und die hormonelle Aktivität in wichtigen Hirnregionen beeinflusst. So ist Magnesium ein wichtiger Faktor bei der Bildung von Serotonin und Dopamin, zwei Neurotransmittern, die bei der Stimmung und der Entspannung eine sehr wichtige Funktion übernehmen. Außerdem beeinflusst Magnesium die GABA-Aktivität (Gamma-Aminobuttersäure oder γ-Aminobuttersäure), den wichtigsten hemmenden Neurotransmitter im Gehirn, der bei Angstzuständen eine komplexe Rolle spielt (GABA-Rezeptoren sind das Ziel von Benzodiazepinen

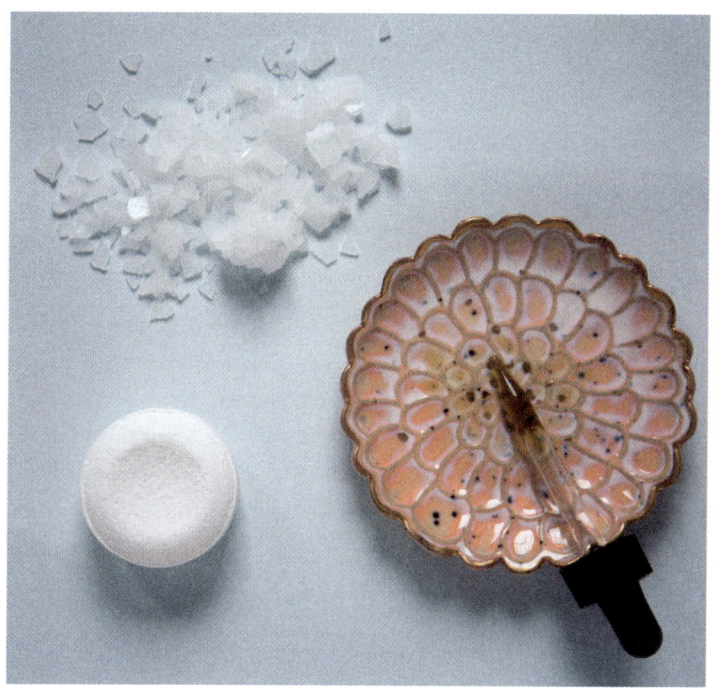

wie Xanax, der beliebtesten Medikamentenklasse bei Angstzuständen). Studien mit Tieren und Menschen zeigen, dass
es eine Korrelation zwischen dem Magnesiumspiegel und
der Verstärkung von Stress und Gemütsstörungen gibt. Wir
sollten auch nicht vergessen, dass Magnesium in extremen
Stressphasen schneller vom Körper aufgebraucht wird und uns
anfälliger für einen Mangel macht. Magnesium kann nachge-
wiesenermaßen die Symptome von Depressionen und anderen
psychischen Erkrankungen lindern. Das ergibt auch Sinn: Wir
müssen uns nur vor Augen halten, dass bei vielen psychischen
Erkrankungen ähnliche Bahnen im Gehirn involviert und eng
miteinander verknüpft sind.

Dennoch sind die Studien zu Magnesium und Angststörungen sowie anderen psychischen Erkrankungen nicht konkludent. Ich persönlich bemerke keine unmittelbare Veränderung meines Anspannungsniveaus, wenn ich Magnesium als Kapsel oder Ergänzungsmittel einnehme. Wenn ich mir allerdings die Zeit für ein Bittersalzbad oder eine schöne Fußmassage mit Magnesiumöl (oder probieren Sie mein Rezept für das Guten-Abend-Fußbad auf Seite 161 aus) nehme, spüre ich den Unterschied sofort. Einen Unterschied bei meinem Stressniveau bemerke ich auch dann, wenn ich Magnesium regelmäßig über einen langen Zeitraum einnehme. Es lässt sich schwer sagen, ob die Veränderungen, die ich bemerke, sich direkt und ausschließlich auf Magnesium zurückführen lassen. Doch da ich weiß, dass es eine Rolle im Nervensystem und bei der Entspannungsreaktion spielt, ist es wohl nur logisch, dass ich diese Verbesserungen spüre.

MAGNESIUM UND CHRONISCHE ERSCHÖPFUNG

Über eine Million Menschen in den USA leiden an chronischer Erschöpfung, Frauen häufiger als Männer. Typisch für dieses Krankheitsbild sind extreme Müdigkeit und fehlende Energie und Motivation. Die chronische Erschöpfung gehört zu den Erkrankungen, die die Schulmedizin nicht richtig einzuordnen und zu behandeln weiß. Das macht sie für viele zum Anlass, sich näher mit der Alternativmedizin zu beschäftigen. Bei der ganzheitlichen Behandlung von chronischer Erschöpfung kommt Magnesium häufig eine Schlüsselrolle zu. Sie wissen sicher noch, dass Magnesium an Hunderten biochemischen Reaktionen im Körper beteiligt ist. Nun, eine Menge davon haben mit der Energieproduktion zu tun.

Mit »Energieproduktion« meine ich die Prozesse, die in unserem Körper ablaufen, wenn Nahrung in verwertbare Energie umgewandelt wird. Beim Essen einer Mahlzeit verwandeln sich die aufgenommenen Fette, Kohlenhydrate und Proteine nicht in sofort verfügbare Energie. Unser Körper muss sie erst in kleinere, verwertbarere Teilchen aufspalten, absorbieren und zu ganz bestimmten Regionen senden, wo sie gebraucht werden. Wenn das, was Sie gegessen haben, in Ihren Zellen ankommt, wurde es bereits in winzigen Zellstrukturen namens Mitochondrien in ATP (Adenosintrisphosphat) umgewandelt. ATP ist so etwas wie eine Energiewährung, die der Körper als Treibstoff nutzt. Für die Umwandlung von Essen in ATP benötigt der Körper Magnesium. Genauer gesagt wird Magnesium von den Proteinen benötigt, die in den Mitochondrien die ATP-Synthese übernehmen. Wenn Sie immer noch Zweifel an der Bedeutung von Magnesium für den Energiehaushalt unseres Körpers haben, sollten Sie wissen, dass ATP häufig in Form von MgATP vorkommt – also ATP, das an Magnesium gebunden ist.

Studien haben nachgewiesen, dass chronische Erschöpfung und andere Krankheiten, bei denen extreme Erschöpfung ein Hauptsymptom ist, in bestimmter Weise mit dem Magnesiumwert zusammenhängen. Magnesium ist bei dieser Gruppe von Erkrankungen eines der am häufigsten empfohlenen Ergänzungsmittel. Eine Studie, bei der Fibromyalgie-Patienten acht Wochen lang Magnesiummalat verabreicht wurde, zeigte eine »entscheidende Rolle von Magnesium und Malat bei der ATP-Produktion unter aeroben und hypoxischen Bedingungen; und einen indirekten Beweis für einen Magnesium- und Malatmangel«. Darüber hinaus gibt es bei chronischer Müdigkeit und Magnesiummangel eine stark verdächtige Symptomüberschneidung. Leider wurden viele dieser Studien vor langer Zeit veröffentlicht. Wir brauchen dringend aktuelle Studien und klinische Tests, die den Zusammenhang zwischen Magnesium und chronischer Erschöpfung genauer erforschen.

Noch eine Sache: Ich gehe später noch genauer darauf ein, aber ich bin kein großer Fan von intravenös verabreichten Ergänzungsmitteln, vor allem nicht von diesen »IV-Infusion-Cafés«, die gerade überall aus dem Boden schießen. Ich denke, dass sie eine falsche Botschaft darüber vermitteln, wann und wie Ergänzungsmittel intravenös verabreicht werden sollten (bestimmt nicht zur Linderung eines Katers). Doch ich gebe zu, dass ich in der Ausnahmesituation, dass ich an einer mysteriösen, mich völlig außer Gefecht setzenden Krankheit litte und es mir leisten könnte, ein intravenös verabreichtes Ergänzungsmittel in Betracht ziehen würde. Mein Argument dafür ist recht simpel: Es ist die mit Abstand am besten bioverfügbare Form eines Nährstoffs und wirkt sehr schnell. Sie wüssten also schneller als bei oral eingenommenem oder lokal angewandtem Magnesium, ob die Supplementierung etwas bringt.

MAGNESIUM UND SPORT UND ERHOLUNG

Sportbegeisterte und Fitnessstudio-Fans aufgepasst! Es ist schön, mal eine Pause von den ganzen Krankheiten und Beschwerden zu machen und stattdessen darüber zu reden, wie sich Magnesium zur Optimierung der Gesundheit und zur Verbesserung der sportlichen Leistung einsetzen lässt. Interessanterweise tut es das mit vielen der Mechanismen, über die wir uns bereits unterhalten haben, nämlich denen, die unserem Körper bei der Energieproduktion und Schmerzlinderung helfen. Bittersalze werden seit Langem eingesetzt, um die Erholung von Sportlern nach harten Trainingseinheiten zu unterstützen. Und jeder, der schon einmal ein knallhartes Bootcamp-Training mitgemacht hat, weiß, wie steif sich die Gelenke und Muskeln danach anfühlen und wie stark sie schmerzen können.

Aber was sagt die Forschung? Studien zufolge kann ein Magnesiummangel die sportliche Leistung beeinträchtigen und die negativen Folgen eines intensiven Trainings auf den Körper verstärken. Darüber hinaus wurde ein Magnesiummangel mit einer erhöhten Milchsäurebildung in Zusammenhang gebracht. Auch das erklärt, warum Magnesium nach dem Training so hilfreich ist.

Dieser Zusammenhang ist vor allem für diejenigen relevant, die NSAR (nichtsteroidale Entzündungshemmer) oder andere frei verkäufliche Medikamente zur Erholung nach dem Training einnehmen. Wenn Sie Hochleistungssportler/in oder ein absoluter Fitnessstudio-Fan sind, könnte ein Bittersalzbad Ihre neue Geheimwaffe für eine optimierte Leistung und weniger Schmerzen nach einem anspruchsvollen Training sein. Probieren Sie als Power-Kombination doch einmal meinen Elektrolyt-Recovery-Drink (Seite 138) zusammen mit meinem Post-Workout-Bad aus (Seite 181). Ah, Entspannung tut so gut!

MAGNESIUM UND ENTZÜNDUNGEN

Falls Sie mein anderes Buch *CBD Oil: Everyday Secrets* gelesen haben, wissen Sie schon ein paar Dinge über Entzündungsreaktionen, Entzündungen und Autoimmunität. Sie wissen auch, wie gravierend sich Entzündungen auf unsere Gesundheit auswirken und wie wir sie mit Veränderungen unserer Lebensgewohnheiten – CBD eingeschlossen! – bekämpfen können.

Die positive Auswirkung von Magnesium auf Entzündungen ist nicht ganz so stark wie die von CBD. Sein Einfluss ist aber wichtig genug, dass wir darüber sprechen sollten.

Zunächst einmal haben Studien gezeigt, dass geringe Magnesiumblutwerte mit einem höheren Entzündungsgrad im Körper zusammenhängen. Die Verfasser einer dieser Studien schlussfolgerten: »Ein häufig in der Bevölkerung vorkommender subklinischer Magnesiummangel durch eine geringe Aufnahme über die Nahrung ist ein prädisponierender Faktor für chronischen Entzündungsstress, der chronische Krankheiten fördert.« Eine weitere randomisierte, doppelblinde und placebokontrollierte Studie zeigte, dass eine orale Magnesiumsupplementierung den C-reaktiven Proteinwert bei Menschen mit Prädiabetes und Magnesiummangel senkt. Der C-reaktive Proteinwert ist einer der am häufigsten gemessenen Entzündungsmarker und eine gute Möglichkeit festzustellen, ob jemand an chronischen Entzündungen leidet. Es wird zudem angenommen, dass Magnesium Entzündungen auch auf Zellebene bekämpfen kann. Entzündungen sind vermutlich genau das Glied, das die Verbindung zwischen Magnesiummangel und vielen der in diesem Buch besprochenen Erkrankungen darstellt. Eine Studie zog das Fazit, dass »es weiterer Studien bedarf, um die Rolle von Magnesium bei der menschlichen Immunantwort genauer zu bestimmen. Die experimentellen Befunde von Tiermodellen weisen jedoch darauf hin, dass Entzündungen das fehlende Bindeglied sind, das die Rolle von Magnesium bei vielen pathologischen Gesundheitsproblemen erklären kann.«

Welchen Schluss ziehen wir daraus? Wenn Sie an chronischen Entzündungen, einer Entzündungs- oder Autoimmunkrankheit leiden, lohnt es sich neben anderen Veränderungen

Ihrer Lebensweise wie der Verringerung des Konsums von Zucker, Alkohol und verarbeiteten Kohlenhydraten auch, die Supplementierung von Magnesium auszuprobieren.

MAGNESIUM UND SCHLAFSTÖRUNGEN

Wir haben ein Schlafproblem, ganz klar. Die Leute schlafen nicht lang und nicht tief genug, und sie leiden an Schlaflosigkeit, Schlafapnoe und allen möglichen anderen Schlafstörungen. Es ist nicht einfach, den eigenen Schlaf zu verbessern, denn dafür sind wir gezwungen, persönliche Gesundheitsprobleme zu überwinden und dem gesellschaftlichen Druck zu widerstehen, immer mehr zu tun und immer weniger zu schlafen. Kann uns Magnesium dabei helfen? Es sieht jedenfalls vielversprechend aus. Vor allem eine Studie zeigte, dass die Supplementierung mit Magnesium im Vergleich zu einem Placebo eine längere Schlafdauer und ein einfacheres Einschlafen bewirkt. Dieselbe Studie wies auch niedrigere Cortisol- (das Stresshormon) und höhere Melatoninwerte (das Hormon, das wir produzieren, sobald die Sonne untergeht, um unserem Körper zu signalisieren, dass es Zeit zum Herunterfahren ist) bei den Probanden nach, die Magnesium einnahmen.

Aber welche Mechanismen stecken dahinter? Es gibt verschiedene ausschlaggebende Faktoren, die den Einfluss von Magnesium auf unseren Schlaf bestimmen. Einige haben wir uns bereits angesehen. Die Rolle von Magnesium bei der Muskelentspannung mag einer der Gründe sein, warum es den Schlaf unterstützt: Um wirklich einschlummern zu können, müssen wir erst unsere Muskeln entspannen. Zusätzlich dazu interagiert Magnesium sowohl mit NMDA-Rezeptoren (deren Rezeptorantagonisten wie schon besprochen mit einem verbesserten Schlaf und Erholung sowie mit Nervenschmerzen in Verbindung gebracht werden) wie auch mit GABA-Rezeptoren (die den Neurotransmitter binden, der die Nervenaktivität reduziert und eine wichtige Rolle bei Angstzuständen spielt). Aus Kapitel 2 wissen wir auch, dass Magnesium das parasympathische Nervensystem stimuliert, was darauf hinweist, dass es unser Nervensystem bei der Erholung unterstützen kann – gerade wenn wir gegen Ende des Tages noch aufgedreht, aber eigentlich bereit fürs Bett sind. Das Supplementieren mit Magnesium hilft auch bei der Verbesserung von Schlafstörungen aufgrund des Restless-Legs-Syndroms, einem ausgesprochen unangenehmen Problem, bei dem quälende Gefühle in den Beinen einen ständigen Bewegungsdrang verursachen. Es wird sowohl als Schlaf- wie auch als Störung des Nervensystems eingestuft, da es oft nachts auftritt, wenn die Betroffenen im Bett liegen. Die Erforschung dieses Syndroms steckt noch ziemlich in den Kinderschuhen, man geht aber schon jetzt davon aus, dass die Ursache ein Magnesiummangel ist. In jedem Fall ist Magnesium der Weg, den viele Menschen zuerst wählen sollten, bevor sie Schlafmittel oder andere Pharmazeutika ausprobieren.

MAGNESIUM UND VERDAUUNG

Es wurde wieder und wieder gezeigt, dass alle Krankheiten im Darm beginnen, wie Hippokrates schon vor langer Zeit schrieb. Unser Wissen über das Mikrobiom des Darms – das Ökosystem der Bakterien, die in unserem Verdauungstrakt leben – hat sich in den vergangenen Jahren explosionsartig vergrößert. Wir haben Unmengen darüber gelernt, wie die Gesundheit unseres Verdauungstrakts unsere Laune, unsere Gehirnfunktion, unser

Immunsystem, unsere hormonelle Gesundheit, unser Energieniveau und noch vieles mehr beeinflusst.

Unser Verdauungssystem ist erstaunlich komplex, doch wir halten es oft für etwas Selbstverständliches. Genau deshalb wird unsere Gesundheit schnell heftig in Mitleidenschaft gezogen, wenn es nicht richtig funktioniert. Zu den frustrierendsten und unangenehmsten Beschwerden zählt die Verstopfung. Im besten Fall ist sie ärgerlich und unangenehm. Im schlimmsten Fall kann eine chronische Verstopfung durch Analfissuren, Hämorrhoiden oder sogar eine fäkale Impaktion verkompliziert werden – nichts, was Sie je durchmachen wollen, wenn Sie es verhindern können. Mehr Ballaststoffe essen, viel Wasser trinken und ausreichend Bewegung können einer chronischen Verstopfung vorbeugen. Aber auch das hilft nicht immer allen. Natürlich kann man sich für eine schnelle Lösung des Problems frei verkäufliche Medikamente besorgen. Doch wenn die Verstopfung chronisch wird, ist es klüger, einen proaktiveren Weg einzuschlagen.

Kann Magnesium da helfen? Ja, das kann es. Dies ist sogar eine der bewährtesten und wissenschaftlich nachgewiesenen positiven Wirkungen von Magnesium. Bei einer doppelblinden, placebokontrollierten Studie mit 244 erwachsenen Frauen mit funktioneller Verstopfung aus dem Jahr 2014 führte die Magnesiumsupplementierung zu einer erhöhten Anzahl von Stuhlgängen. Die tägliche Supplementierung von Magnesium scheint gerade für diejenigen, die an einer chronisch langsamen Verdauung leiden, eine großartige Möglichkeit zu sein. Wird es in einer angemessenen Dosis eingenommen, hat es praktisch keinerlei Nebenwirkungen. Seien Sie dennoch vorsichtig, denn höhere Magnesiumdosierungen und bestimmte Arten von Magnesium können Durchfall und Magen-Darm-

Beschwerden hervorrufen – es ist also möglich, zu viel einzunehmen. Wegen dieser Beschwerden hat Magnesium oft einen schlechten Ruf, doch wenn Sie es in der richtigen Dosierung einnehmen, hat es in der Regel eine sanfte Wirkung und führt nicht dazu, dass Sie sofort zur Toilette sprinten müssen. Wie wirkt Magnesium, wenn es zur Behandlung gelegentlicher Verstopfungen eingesetzt wird? Bestimmte Magnesiumpräparate (zum Beispiel Magnesiumcitrat) sind osmotische Abführmittel. Das heißt, dass sie Wasser aus dem Körper in den Darm ziehen, was den Stuhl aufweicht und diesen leichter in Bewegung setzt. Magnesium wird sogar von Ärzten vor Darmspiegelungen und anderen Prozeduren verschrieben, vor denen der Darm entleert werden muss.

MAGNESIUM UND MENSTRUATIONSBESCHWERDEN

Hallo Mädels! Wenn es um die Periode geht, hat Magnesium gleich bei einer ganzen Reihe von Symptomen jede Menge Potenzial. Ob Sie nun leichte Symptome haben (Sie Glückliche!) oder die monatliche Hormonachterbahn immer nur mit Ach und Krach durchstehen – Magnesium kann helfen.

Zunächst einmal gibt es Grund zu der Annahme, dass Magnesium prämenstruelle Symptome wie durch eine Flüssigkeitsansammlung verursachte Gewichtszunahme, geschwollene Gliedmaßen, Brustspannen und abdominale Blähungen lindern kann. Und wenn Sie zu den Frauen gehören, die wegen Krämpfen jeden Monat einige Tage lang (oder sogar länger) frei verkäufliche Schmerzmittel einnehmen müssen, wird es Sie freuen zu lesen, dass ein Review verfügbarer klinischer Tests gezeigt hat, dass Magnesiumpräparate schmerzhafte menstruationsbedingte Krämpfe lindern können – ohne nennenswerte unerwünschte Nebenwirkungen. Ein Bittersalzbad ist ebenfalls eine sehr gute Idee. Auf Seite 185 finden Sie mein Hormonausgleichendes Bad, das Magnesium mit Muskatellersalbei und Kamille kombiniert, zwei ätherischen Ölen, die besonders gut für ausgeglichene weibliche Hormone und Entspannung sorgen.

MAGNESIUM UND HERZGESUNDHEIT

Herzerkrankungen sind seit fast 100 Jahren die Todesursache Nummer eins in den USA. Die meisten von ihnen hängen direkt mit lebensstilbedingten Faktoren wie Rauchen, Bewegungsmangel und der durchschnittlichen US-amerikanischen Ernährungsweise zusammen, die viel gesättigte Fette und entzündungsfördernde Lebensmittel enthält. Ich möchte Ihnen zu Beginn dieses Abschnitts eindringlich raten, sich vor größeren Veränderungen Ihrer Lebensweise immer an Ihren Arzt oder Ihre Ärztin zu wenden, wenn Sie an einer chronischen Krankheit – Herzkrankheiten eingeschlossen – leiden. Auch wenn es einen engen Zusammenhang zwischen Magnesium und Herzgesundheit gibt, sollten Sie solche Gesundheitsentscheidungen nicht allein treffen.

Nach dieser Warnung sollten Sie jedoch wissen, dass die Forschung niedrige Magnesiumwerte mit Herzproblemen, darunter Blutdruckstörungen, arteriosklerotische Ablagerungen, Verkalkung von weichem Gewebe, Cholesterin und Arterienverhärtung in Zusammenhang gebracht hat. Die Ärztin und Naturheilkundlerin Carolyn Dean, eine der weltweit führenden Magnesiumexpertinnen, schrieb: »Die Tatsache, dass niedrige Magnesiumwerte mit allen Risikofaktoren und Symptomen von Herzkrankheiten, Bluthochdruck, Diabetes, hohen Cholesterinwerten, Herzrhythmusstörungen, Angina pectoris und Herzinfarkten assoziiert werden, darf nicht länger ignoriert werden. Die Beweise sind einfach zu überzeugend.« So entdeckte eine Studie mit 241.378 Probanden, die im *American Journal of Clinical Nutrition* veröffentlicht wurde, dass eine magnesiumreiche Ernährung das Schlaganfallrisiko um 8 Prozent senken kann. Ein Review kam ebenfalls zu dem Schluss, dass »ein subklinischer Magnesiummangel das Risiko verschiedener Arten kardiovaskulärer Erkrankungen erhöht, die für die Nationen der Welt unermesslich hohe Gesundheitskosten und großes Leid bedeuten und als öffentliche Gesundheitskrise angesehen werden sollten«. Jetzt fragen Sie sich vermutlich, warum noch nicht alle von diesem Zusammenhang zwischen Magnesium und Herzgesundheit wissen. Glauben Sie mir, das frage ich mich auch.

Was heißt das für uns? Ein Magnesiumergänzungsmittel ist nicht die alleinige Antwort auf die weltweite Epidemie der Herzkrankheiten – wir müssen immer noch etwas gegen das Rauchen, den Stress, unsere bewegungsarme Lebensweise, Transfette und verarbeitete Lebensmittel unternehmen. Magnesium scheint aber eine wichtige Rolle zu spielen. Eine magnesiumreiche Ernährung könnte eine sinnvolle Strategie zur Prävention von Herzkrankheiten sein. Falls Sie an einer Herzkrankheit leiden, vor allem an einer der hier aufgeführten, Ihr Arzt oder Ihre Ärztin Ihren Vorschlag einer Magnesiumsupplementierung aber abtut, holen Sie sich eine zweite ärztliche Meinung ein. Der Zusammenhang zwischen einem Magnesiummangel und Herzkrankheiten lässt sich nur schwer von der Hand weisen, also sollte Magnesium zumindest in Erwägung gezogen werden.

MAGNESIUM UND KNOCHENGESUNDHEIT

Ich habe den Zusammenhang zwischen Magnesium, Kalzium und Knochengesundheit bereits an früherer Stelle erwähnt. Wir haben darüber gesprochen, dass Magnesium in unseren Knochen gespeichert ist – circa 60 Prozent der insgesamt in unserem Körper vorkommenden Menge. Vielleicht haben Sie auch zum ersten Mal gehört, dass Sie mit der Behauptung, nur Kalzium wäre das A und O für den Aufbau und Erhalt starker Knochen, in die Irre geführt wurden.

Wie sich herausgestellt hat, könnten Magnesium, Vitamin K und Vitamin D3 noch wichtiger für die Knochengesundheit sein als Kalzium. Eine Studie zeigte sogar, dass die nur einmonatige Supplementierung mit Magnesium den Verlauf von Osteoporose verlangsamen kann. Eine Studie von 2013, die den damaligen Kenntnisstand über Magnesium und Knochengesundheit zusammenfasste, kam zu dem Schluss, dass »die Kontrolle und Aufrechterhaltung der Magnesiumhomöostase generell eine hilfreiche Intervention zum Erhalt der Knochengesundheit darstellt«. Andere Studien wiesen nach, dass eine begrenzte Magnesiumzufuhr Osteoporose begünstigt und eine magnesiumarme Ernährung die Knochengesundheit negativ beeinflusst. Tierversuche zeigten, dass Knochen mit einem Magnesiummangel fragiler und brüchiger waren.

Bisher habe ich Kalzium ein ziemlich schlechtes Zeugnis ausgestellt. Doch interessanterweise hat der Grund, warum Magnesium hilfreich für die Knochengesundheit zu sein scheint, viel mit Kalzium zu tun. Magnesium stimuliert das Hormon Calcitonin, das den Knochenabbau verhindert und die Knochenstruktur schützt. Diese Funktion wurde mit einem niedrigeren Risiko für Osteoporose und andere Probleme wie

Arthritis, Herzinfarkte und Nierensteine in Zusammenhang gebracht. Wie Sie sehen, ist Kalzium tatsächlich ziemlich wichtig. Es wurde nur so lange als das Nonplusultra für Knochengesundheit hingestellt, dass andere knochenunterstützende Nährstoffe ignoriert wurden.

Wie sieht eine knochengesunde Ernährung denn aus? Wenn Sie Osteoporose haben, rate ich Ihnen, einen integrativen oder funktionellen Arzt zu Rate zu ziehen. Doch wenn Sie einfach nur Ihre Knochen stärken wollen, empfehle ich Ihnen eine vollwertige Ernährung, die reich an essenziellen Vitaminen und Mineralstoffen ist – vor allem Magnesium, Vitamin D und Kalzium zusammen – und wenig verarbeitete Produkte enthält, in denen oft keine essenziellen Mineralstoffe mehr vorkommen.

MAGNESIUM UND EIN AUSGEGLICHENER BLUTZUCKERSPIEGEL

Diabetes gehört heute zu einer der weltweit größten Gesundheitsbedrohungen. Über 30 Millionen Menschen in den USA haben Diabetes (das sind 9,4 Prozent der US-Bevölkerung). Vielleicht glauben Sie, diese Zahl betrifft Sie nicht, da Sie nicht an Diabetes leiden. Dann sollten Sie wissen, dass Diabetes bei 24 Prozent der betroffenen Menschen undiagnostiziert bleibt. Zusätzlich dazu leidet einer von drei US-Amerikanern an Prädiabetes, der sich durch erhöhten Durst, häufiges Urinieren und Erschöpfung äußert, doch nur 10 Prozent sind sich dessen bewusst.

Diabetes und Prädiabetes sind Krankheiten, die die moderne Schulmedizin weder individuell erfolgreich behandeln noch auf Bevölkerungsebene kontrollieren kann. Dafür gibt es viele Gründe. Einer davon ist, dass Typ-2-Diabetes direkt mit der Ernährungs- und Lebensweise zusammenhängt – gleich zwei Bereiche, in denen die meisten Ärzte während ihrer Ausbildung nicht ausreichend geschult werden. Wussten Sie, dass ein durchschnittlicher Medizinabsolvent in den USA während seines Studiums insgesamt weniger als 20 Stunden ernährungswissenschaftliche Inhalte vermittelt bekommt? Das ist ein Fakt. Praktisch gesehen heißt das, dass Millionen Menschen an Typ-2-Diabetes leiden – einer Krankheit, die sich je nach Schweregrad durch eine veränderte Lebensweise nicht nur verbessern und kontrollieren, sondern sogar ganz rückgängig machen lässt.

In diesem Buch geht es um Magnesium, also wird es Sie nicht überraschen, dass es auch bei der Blutzuckerkontrolle eine wichtige Rolle spielt. Die Forschung hat gezeigt, dass Magnesium den Glukosestoffwechsel unterstützen und daher hilfreich bei der Prävention und Kontrolle von Typ-2-Diabetes sein kann. Einige Studien weisen sogar darauf hin, dass ein ernährungsbedingter Magnesiummangel direkt zu einer Insulinresistenz beiträgt.

Leider erfordert die lebensstilbasierte Behandlung von Diabetes sowohl von den Betroffenen als auch von den behandelnden Ärzten (egal ob es sich dabei um Schulmediziner, Ernährungsexperten oder andere Spezialisten handelt) Zeit und Mühe. Es steckt weitaus mehr dahinter, als den Patienten ein Magnesiumpräparat und eine Broschüre in die Hand zu drücken, die zum Verzicht auf Softdrinks und Süßigkeiten mahnt. Die Stabilisierung des Blutzuckers erfordert einen genauen und ehrlichen Blick auf die tägliche Zucker- und Kohlenhydratzufuhr (wozu sogar gesunde Lebensmittel wie Reis und Obst gehören), das tägliche Stresslevel und die Schlafqualität sowie die Selbstverpflichtung zu mehr Bewegung und Sport.

Diejenigen, die mit integrativen oder funktionellen Ärzten zusammenarbeiten, bekommen vermutlich ein noch strengeres Regiment verschrieben, zu dem auch weniger oder gar kein Koffein, Alkohol und Gluten sowie seltenere Snacks gehören.

Doch lassen Sie sich nicht abschrecken – all das ist machbar! Bei mir wurde nie Diabetes oder Prädiabetes diagnostiziert, und trotzdem war ich früher sehr oft sehr »hangry« (hungry + angry = hungrig und extrem schlecht gelaunt). Wenn ich nicht spätestens alle drei Stunden etwas aß, wurde mir sogar schlecht. Nachdem ich nun seit einigen Jahren den Empfehlungen einiger führender ganzheitlicher Ärzte folge (die auch für Prädiabetes gelten), werde ich zwischen den Mahlzeiten nicht mehr müde, zittrig oder habe mit Übelkeit zu kämpfen, und ich muss auch nicht mehr immer und überall einen Müsliriegel dabeihaben. Magnesium ist nur eine der Zutaten, die den Blutzuckerspiegel ausgleichen und die ich in meinen Alltag integriert habe. Wenn Sie ein bisschen Inspiration brauchen, blättern Sie zu Seite 132 zu meinem Rezept für Blutzucker stabilisierende Zimtkugeln vor.

MAGNESIUM UND GEWICHTSVERLUST UND -KONTROLLE

Jetzt wissen Sie, dass Magnesium eine wichtige Rolle bei der Prävention von Diabetes und der Regulierung eines gesunden Blutzuckerspiegels übernimmt. Es wird Sie deshalb nicht überraschen, dass es auch die Gewichtsregulierung unterstützt und eine wichtige Rolle bei der Prävention von Adipositas und dem metabolischen Syndrom spielt. Das metabolische Syndrom ist durch Bluthochdruck, hohen Blutzucker, einen übermäßig hohen Bauchfettanteil sowie außergewöhnlich hohe Cholesterin- und Blutfettwerte gekennzeichnet, die das Risiko von Adipositas und adipositasbedingten Erkrankungen wie Herzkrankheiten, Diabetes und Schlaganfällen erhöhen. Einfach ausgedrückt ist das der Name, der einer Kombination aus Störungen gegeben wird, die sich dann im Körper manifestieren, wenn sich die ungesunde Lebensweise einer Person zu rächen beginnt.

Mehrere Studien einschließlich einer, die im *Journal of the American Heart Association* veröffentlicht wurde, haben nachgewiesen, dass eine magnesiumreiche Ernährung dabei hilft, dem metabolischen Syndrom vorzubeugen. Eine fand sogar heraus, dass Frauen mit der höchsten über die Nahrung aufgenommenen Magnesiummenge eine um 27 Prozent geringere Inzidenz des metabolischen Syndroms aufwiesen. Das ist eine erstaunlich hohe Zahl. Wenn Sie Gewichtsprobleme haben oder mit einer gewichtsbedingten Krankheit kämpfen, sollten Sie sicherstellen, dass Ihre Ernährung reich an allen wichtigen Nährstoffen ist – vor allem Magnesium. Glücklicherweise gehören magnesiumreiche Lebensmittel zu den gesündesten Nahrungsmitteln dieses Planeten. Viele von ihnen helfen auch dabei, ein gesundes Gewicht zu halten. Dazu zählen grünes Blattgemüse (voller Vitamine und Mineralstoffe), Nüsse (ein großartiger, gesunder Snack) und Fisch (sehr sättigend und gut für ein gesundes Herz). Wenn Sie Ihrem Gewicht an den Kragen gehen oder dem metabolischen Syndrom vorbeugen wollen, integrieren Sie doch einige der Rezepte aus diesem Buch in Ihren Speiseplan. Sie könnten sich als sehr nützlich erweisen.

Ich denke, man kann mit Sicherheit sagen, dass die Liste der Krankheiten, die mit einem Magnesiummangel in Verbindung gebracht werden oder sich durch eine Magnesiumsupplementierung verbessern könnten, *sehr lang* ist. Einige der relevantesten haben wir schon besprochen. Magnesium könnte aber auch Menschen mit Asthma (da es die Lungenbronchiolen entspannt), ADHS und sogar Krebs helfen. Epidemiologische Studien weisen darauf hin, dass ein Magnesiummangel ein Risikofaktor für bestimmte Krebsarten ist. Zudem kann er die Krebsbehandlung beeinträchtigen oder verkomplizieren. Vielleicht ist Ihnen schon aufgefallen, dass viele der in diesem Kapitel erwähnten Krankheiten und Beschwerden häufiger bei Frauen als bei Männern auftreten, zum Beispiel Autoimmunkrankheiten, Angstzustände, Osteoporose sowie noch offensichtlichere wie Menstruationsschmerzen und durch hormonelle Schwankungen ausgelöste Stimmungswechsel. Müssen Frauen also häufiger Magnesiumergänzungsmittel einnehmen als Männer? Haben sie ein höheres Risiko für einen Magnesiummangel? Das ist durchaus möglich, insbesondere weil einige Dinge, die dem Körper Magnesium entziehen – wie Angstzustände oder der Gebrauch bestimmter Medikamente – bei Frauen häufiger vorkommen.

Das bringt mich zu einem wichtigen Punkt: Aus irgendwelchen Gründen haben wir Frauen ein höheres Risiko, bestimmte Krankheiten und Mangelzustände zu entwickeln. Deshalb ist es äußerst wichtig zu wissen, dass sich unsere Gesundheitsversorgung etwas von der von Männern unterscheidet. Wussten Sie, dass Frauen häufiger das Gesundheitssystem in Anspruch nehmen und auch eher alternative Behandlungen ausprobieren? Aus historischer Sicht sind sie auch diejenigen, die sich um die Gesundheit ihrer Familien kümmern und zum Beispiel für Dinge wie Ernährung und Schlafdauer zuständig sind. Doch trotz der Tatsache, dass Frauen oft das Zentrum der familiären Gesundheit sind, wurden sie lange vom Gesundheitswesen vernachlässigt und ignoriert. Was ich damit meine? Zunächst einmal war das Behandlungsmodell stets der männliche Körper. Außerdem sind Männer in der medizinischen Forschung stark überrepräsentiert. Das bedeutet, dass Medikamente und Behandlungsformen zunächst so entwickelt wurden, dass sie im männlichen Körper Wirkung zeigen. Erst dann wurden sie an den weiblichen Körper angepasst. Männer müssen in der Notaufnahme außerdem nicht so lange warten, und ihre Symptome werden von Ärzten ernster genommen. Wenn zum Beispiel ein Mann und eine Frau wegen Schmerzen in der Brust in der Notaufnahme auftauchen, wird der Mann mit wesentlich höherer Wahrscheinlichkeit direkt auf einen potenziellen Herzinfarkt untersucht, während bei der Frau die Wahrscheinlichkeit höher ist, dass ihre Beschwerden als Panikattacke abgetan werden. Argh!

Ich leite mir daraus Folgendes ab: Wenn Sie eine Frau sind, müssen Sie etwas bestimmter auftreten, um sicherzustellen, dass Sie eine hochwertige medizinische Versorgung bekommen. Behalten Sie das vor jedem Arzt- oder Krankenhausbesuch im Hinterkopf – *vor allem, wenn es sich um einen Notfall handelt*. Denken Sie auch daran, wenn Sie an chronischer Erschöpfung, Adrenalinerschöpfung oder einer anderen Erkrankung leiden, die eine ganze Reihe von Symptomen haben können, die sich nur schwer einordnen lassen. Diese werden von Ärzten oft abgetan – vor allem, wenn Sie eine Frau sind. Lassen Sie sich von niemandem erzählen, es gäbe keinen Grund dafür, dass Sie sich nicht fit fühlen, und holen Sie sich immer eine zweite Meinung ein, wenn Sie die erste nicht überzeugt.

6

Die Wahl des richtigen Magnesiumergänzungs- mittels

Nun, da Sie genügend wissenschaftliches Hintergrundwissen über Magnesium haben, wollen Sie wahrscheinlich sofort ein Ergänzungsmittel finden und ausprobieren. Jetzt haben Sie jede Menge Optionen, und genau das kann einen manchmal überfordern. Es geht nicht nur um die Herstellermarke, sondern auch um Dosierung, Form und Art der Anwendung. Oder anders ausgedrückt: Woher sollen Sie wissen, ob ein Magnesium-Fußspray, eine Kapsel oder ein Getränk die richtige Wahl ist? Und wie soll man unter den zahllosen Herstellern richtig wählen?

In den letzten Jahren ist die Ergänzungsmittelindustrie regelrecht explodiert. Natürlich ist es gut, die Wahl zu haben. Doch gleichzeitig heißt das, dass es unzählige verschiedene

Hersteller gibt, die alle behaupten, nur ihr Produkt sei das beste – und am sichersten, transparentesten und wirksamsten. In einer perfekten Welt würde nur das hochwertigste Ergänzungsmittel die größte Beachtung finden. Doch leider sorgen geschicktes Marketing und attraktive Verpackungen dafür, dass Verbraucher Produkte kaufen, ohne sich vorher genau die Zutatenlisten durchzulesen. Das Ziel dieses Kapitels ist es, Ihnen ein paar Strategien an die Hand zu geben, mit denen Sie die Spreu vom Weizen trennen und das Produkt finden können, das wirklich auf Ihre Bedürfnisse zugeschnitten ist.

WIE ERGÄNZUNGSMITTEL REGULIERT WERDEN (ODER AUCH NICHT)

Ziemlich häufig beklagen die Leute, dass die Nahrungsergänzungsmittelindustrie völlig unreguliert sei. Doch das stimmt nicht ganz. In der Europäischen Union gibt es dafür die Richtlinie 2002/46/EG. In Deutschland unterliegen die Regelungen für Ergänzungsmittel zudem der Verordnung über Nahrungsergänzungsmittel (NemV) von 2004. In den USA sind die *Food and Drug Administration* (FDA) und die *Federal Trade Commission* (FTC) für die Überwachung von Nahrungsergänzungsmitteln zuständig. Diese erfolgt jedoch auf, nun, sagen wir in Ermangelung eines besseren Wortes am besten *merkwürdige* Weise. Damit meine ich Folgendes: 1994 legte ein Gesetz namens *Dietary Supplement Health and Education Act of 1994* (kurz auch DSHEA) offiziell den Standard für die Regulierung von Nahrungsergänzungsmitteln in den USA fest. Laut diesem Gesetz werden Ergänzungsmittel, die als Nahrungsinhaltsstoffe definiert werden und zu denen Vitamine, Mineralstoffe, Aminosäuren, Kräuter- und Pflanzenextrakte sowie andere Substanzen, die zur Ergänzung der Ernährung verwendet werden können, zählen, eher wie Lebensmittel als wie Medikamente reguliert. Vor der Einführung dieses Gesetzes wurde heftig debattiert, wie mit Nahrungsergänzungsmitteln umgegangen werden sollte: Müssten sie vor dem Verkauf erst von der FDA zugelassen werden, und sollten die Verbraucher sie nur von Ärzten oder Gesundheitsexperten bekommen?

Dieses Thema sorgte für viel Aufregung. Zeitweise versuchte die US-Regierung sogar, Nahrungsergänzungsmittel wesentlich stärker zu reglementieren. Als Reaktion darauf beschwerten sich *Tausende* Menschen beim US-Kongress (tatsächlich riefen deshalb mehr Leute bei ihren Abgeordneten an, als es beim Vietnamkrieg der Fall war), und die Öffentlichkeit ließ keinen Zweifel daran, dass sie die Welt der Vitamine, Mineralstoffe und Kräuter nicht von Apothekern, Ärzten oder der Regierung kontrollieren lassen wollte. Also wurde das DSHEA-Gesetz erlassen. Der Vorteil dieses Gesetzes ist, dass Ergänzungsmittel für alle frei zugänglich sind; der Nachteil, dass die Öffentlichkeit in Sachen Qualität und Sicherheit der Produkte auf sich allein gestellt ist.

Wenn also davon die Rede ist, dass Ergänzungsmittel »nicht reguliert werden«, ist damit gemeint, dass die Produkte in den Ladenregalen nicht von der FDA auf ihre Sicherheit, Reinheit und Qualität geprüft und zugelassen werden. Dennoch bleibt die FDA nicht ganz außen vor, da sie die Prinzipien der guten Herstellungspraxis (*good manufacturing practices*, kurz GMPs) überwacht. Das heißt, dass die Hersteller die Zutaten in ihren Mitteln ordnungsgemäß angeben, sich bei der FDA registrieren und detaillierte Chargenprotokolle ausstellen müssen. Doch in Wirklichkeit sind diese Auflagen nur das absolute Minimum. Sie verhindern nicht, dass schlechte (oder sogar gefährliche)

Mittel in den Läden auftauchen. Von Zeit zu Zeit überprüft die FDA die Hersteller, um zu garantieren, dass die Grundvorschriften auch eingehalten werden. Sie forscht aber nur dann weiter nach, wenn etwas wirklich faul ist, zum Beispiel wenn ein Hersteller absolut unbegründete Gesundheitsaussagen verbreitet (dass sein Mittel zum Beispiel eine Krankheit heilt oder in drei Tagen zu einem Gewichtsverlust von 10 Kilogramm führt), eine Verunreinigung im Produkt gefunden oder eine schädliche Zutat verwendet wird. Im Prinzip trägt die FDA die gesamte Beweislast und muss nachweisen, dass etwas *nicht sicher* ist, anstatt dass die Hersteller umgekehrt beweisen müssen, dass ihre Produkte sicher sind, *bevor* sie auf den Markt kommen. Das bedeutet, dass Sie Ihre Gesundheit in die Hände des Herstellers legen, der das Ergänzungsmittel produziert.

HOCHWERTIGE ERGÄNZUNGSMITTEL FINDEN: WAS SIE VOR DEM KAUF ÜBERPRÜFEN SOLLTEN

Trotz all der oben genannten Punkte gibt es natürlich Hersteller, die sich selbst hohe Standards auferlegen. Sie lassen ihre Produkte von unternehmenseigenen oder externen Laboren überprüfen, die sich nach ISO-Standards (Normen der Internationalen Organisation für Normung) richten, die klar definierte Anforderungen an Laborprozesse und -management stellen. Das ist nicht gesetzlich verpflichtend, aber ein Zeichen dafür, dass der Hersteller bereit ist, sich besonders zu bemühen, um sicherzustellen, dass nur das, was auf dem Etikett steht, auch tatsächlich im Fläschchen steckt. Solche Ergänzungsmittel können Sie mit dem sicheren Gefühl einnehmen, dass Sie auch das bekommen, was Sie wollen. Dafür müssen Sie nur den Unterschied zwischen den verschiedenen Produkten erkennen.

Aber woran erkennen Sie diesen Unterschied? Nun, das kommt darauf an, nach welcher Art von Ergänzungsmittel Sie suchen – ob es ein Magnesium-, Echinacea- oder Vitamin-D-Präparat oder etwas anderes sein soll. Ich liste Ihnen zunächst einige allgemeine Tipps für den Kauf von Ergänzungsmitteln auf, bevor ich konkret auf Magnesium eingehe. Beim Kauf von Nahrungsergänzungsmitteln sollten Sie immer ein paar Grundregeln befolgen. Stellen Sie sich dafür die folgenden Fragen, die Sie durch das Lesen des Etiketts, das Scannen eines Produkts, den Besuch der Herstellerwebseite oder den Anruf bei der Hersteller-Hotline (sehr moderner Vorschlag, ich weiß!) beantworten können.

- **Was kann Ihnen der Hersteller über die Herkunft seines Produkts sagen?** Kann er Ihnen sagen, von welchem Hof die Kräuter stammen und welche Anbaupraktiken Usus sind? Weiß er, aus welchem See die Spirulina-Algen kommen? Kann er Ihnen sagen, von welchen Tieren das Kollagen gewonnen wird und ob es sich um Weide- oder Freilandhaltung handelt? Das sind alles sehr wichtige Fragen und können den Unterschied zwischen einem sehr guten und einem weniger guten Ergänzungsmittel ausmachen.

- **Rät Ihnen der Hersteller, einen Gesundheitsexperten zu konsultieren?** Es gibt Wechselwirkungen, Dosierungsinformationen und Gegenanzeigen, die Sie unbedingt kennen sollten – vor allem, wenn Sie an einer chronischen Krankheit leiden oder Medikamente einnehmen. Es ist ein gutes Zeichen, wenn Ärzte oder Naturheilkundler die Produkte eines bestimmten

Herstellers verwenden und Ihnen raten, dessen Ergänzungsmittel gleich bei ihnen zu kaufen, anstatt Ihnen zu sagen, Sie sollten auf eigene Faust losziehen und sich selbst irgendeines aussuchen. Das mag weniger direkte Geschäfte für den Hersteller bedeuten, ist aber verantwortungsvoll.

- **Klingen die Behauptungen des Herstellers zu gut, um wahr zu sein?** Einige Warnsignale sind Bezeichnungen wie »Heilung«, »Wunder« und alles, was mit »Gewichtsabnahme« und »Steigerung der männlichen Potenz« vermarktet wird. Achten Sie darauf, dass Ihr Ergänzungsmittel Ihnen nichts verspricht, was es niemals halten kann. Es gab schon Berichte über Ergänzungsmittelhersteller, die Medikamente in ihre Produkte schmuggelten, damit sich diese Behauptungen bewahrheiteten – unglaublich!

- **Investiert der Hersteller Zeit und Geld in die Forschung?** Diese Frage mag weniger für kleine Unternehmen gelten, ist bei großen aber umso wichtiger. Warum sollte ein großes Unternehmen nicht in die Forschung investieren oder sich mit einem Forschungsinstitut zusammentun wollen, um weitere wissenschaftliche Erkenntnisse über seine Produkte zu gewinnen? Wenn Unternehmen dies tun, ist das ein gutes Zeichen; wenn nicht, sollten Sie kurz innehalten und sich fragen, warum die Forschung für dieses spezielle Unternehmen keine Priorität hat.

- **Verwendet der Hersteller die am besten bioverfügbare Form und eine therapeutische Dosierung des jeweiligen Nährstoffs?** Anders ausgedrückt: Werden eine Form und eine Menge des Nährstoffs verwendet, die tatsächlich zur Verbesserung Ihrer Gesundheit führen? Ein gutes Beispiel dafür ist Vitamin D, das Sie auf den Etiketten von Ergänzungsmitteln oft in Form von D3 und D2 finden. Zahlreiche Studien haben nachgewiesen, dass D3 wirksamer ist als D2 und die therapeutische Dosis bei ungefähr 1.000 IE (internationale Einheiten) liegt. Wenn Sie also ein Vitamin-D-Produkt mit weniger als 1.000 IE oder D2 sehen, wissen Sie nun, dass es vermutlich nicht das ist, wonach Sie suchen.

- **Kennen Sie die Inhaltsstoffe bzw. ALLE Inhaltsstoffe?** Einer der wichtigsten Abschnitte auf den Etiketten von Ergänzungsmitteln ist die Liste der »zusätzlichen Inhaltsstoffe«. Oftmals ist das der Teil, in dem unnötige Inhaltsstoffe wie künstliche Farb-, Aroma-, Süß-, Konservierungs- und Füllstoffe versteckt werden. Im Idealfall sollte Ihr Ergänzungsmittel nichts enthalten, wofür es keinen konkreten Grund gibt. Worauf sollten Sie achten, wenn Sie Ihr Ergänzungsmittel auf Dinge überprüfen, die nicht hineingehören? Vorsicht bei Weizen, Gluten, Eiern, Überzügen, Schellack, GVOs, Magnesiumstearat, Transfetten, gehärteten (hydrierten) Fetten, künstlichen Farb-, Aroma- und Süßstoffen, Maissirup mit hohem Fruchtzuckeranteil, Mononatriumglutamat, 1,2-Propandiol (Prophylenglykol), BHT, BHA, Talk und anderen unnötigen Bindemitteln, Füllstoffen (wie Reismehl) und Konservierungsstoffen.

- **Hat der Hersteller wirklich eine unabhängige Zertifizierung durch Dritte, oder bemüht er sich darum?**
Einige Ergänzungsmittelhersteller beauftragen eine unabhängige Organisation damit, ihre Produkte hinsichtlich Sicherheit und Qualität einzuschätzen. Solche Evaluierungen umfassen Tests auf Schwermetallbelastung und Verunreinigung durch Mikroben, Pestizide und andere Chemikalien. In den USA sind durch Dritte getestete Ergänzungsmittel normalerweise mit einem NSF-Aufkleber *(National Sanitation Foundation)* direkt auf dem Etikett versehen. Da die Hersteller dafür zahlen müssen, fehlt diese Art der Zertifizierung bei kleineren Unternehmen mitunter. Einige größere Unternehmen testen ihre Produkte auch in eigenen Hightech-Laboren (die manchmal sogar umfassendere und strengere Tests ermöglichen als die Labore von Drittanbietern). Stellen Sie sicher, dass der jeweilige Hersteller gut über die Besonderheiten seines Testprozesses Bescheid weiß und sich bemüht, geltende Standards noch zu übertreffen. Ein sehr gutes Zeichen ist auch, wenn Unternehmen öffentliche Führungen durch ihre Produktionsanlagen anbieten.

- **Hat Ihr Ergänzungsmittel ein Mindesthaltbarkeitsdatum oder einen »Zu verbrauchen bis«-Hinweis?**
Die Wirksamkeit vieler Ergänzungsmittel lässt mit der Zeit nach, doch nicht alle sind mit einem Ablaufdatum gekennzeichnet (nicht von der FDA gefordert). Halten

Sie daher unbedingt nach Ergänzungsmitteln Ausschau, die das Ablaufdatum auf ihren Verpackungen angeben, denn dadurch garantiert der Hersteller freiwillig die Wirksamkeit seines Produkts bis zu dem

Warum nehmen wir Magnesium nicht einfach direkt ein? Nun, Magnesium ist nicht stabil, und unser Körper kann es isoliert nicht gut absorbieren. Deshalb müssen wir es mit anderen Substanzen wie Salzen, Säuren oder Aminosäure-Chelaten (Proteinbausteinen) kombinieren. Darum werden Sie auch nie nur »Magnesium« auf der Inhaltsstoffliste eines Ergänzungsmittels finden, sondern stattdessen längere Wörter wie »Magnesiumcitrat« oder »Magnesiummalat«. Sowohl die Größe als auch die Funktion des Moleküls, an das das Magnesium gebunden ist, beeinflusst, wie gut unser Körper es absorbieren kann und welche Nebenwirkungen (positive wie negative) sich nach der Einnahme bemerkbar machen. Auf der Rückseite des Ergänzungsmittels wird die Menge an elementarem Magnesium im Produkt ausgewiesen, nicht das Gewicht des gesamten Wirkstoffs. Das heißt, dass Sie sich zum Beispiel keine Gedanken darüber machen müssen, wie viel Magnesium in Magnesiummalat im Vergleich zu Magnesiumcitrat steckt. Dadurch sind die Dosierungen leichter verständlich (keine Rechnerei nötig). Das erklärt auch, warum es bei verschiedenen Marken manchmal Unterschiede bei den empfohlenen Einnahmemengen gibt, zum Beispiel bei der Anzahl der Kapseln oder Löffel eines Pulvers.

angegebenen Datum. Lagern und verwenden Sie das Produkt wie auf der Packung angegeben, damit Sie das Beste aus Ihrem Kauf herausholen.

DAS RICHTIGE MAGNESIUMERGÄNZUNGSMITTEL FINDEN

Die vorangegangenen Abschnitte enthalten vielleicht mehr Informationen, als Sie so schnell verdauen können. Es sind aber alles wichtige Dinge, über die Sie Bescheid wissen sollten. Der Ergänzungsmittelindustrie schlägt jede Menge Kritik entgegen, die auch nicht von ungefähr kommt. Es wird viel behauptet und fehlinformiert, und viele Leute erzählen etwas von Transparenz und Qualität, während ihr Handeln und ihre wirklichen Werte etwas ganz anderes aussagen. Meine Prognose für die nächsten Jahre ist, dass wir Verbraucher viele unterdurchschnittliche Hersteller aussieben und diejenigen belohnen werden, denen es wirklich um unsere Gesundheit geht.

Sind Sie jetzt bereit für ein paar Empfehlungen, die nur Magnesium betreffen? Bei Magnesium ist nicht jede Form gleich. Integrative und funktionelle Mediziner empfehlen je nach spezifischen Gesundheitsbeschwerden eine bestimmte Einnahmeform. Ein Gespräch mit einem Gesundheitsexperten, der sich sehr gut mit Ergänzungsmitteln auskennt, kann hilfreich sein, um das richtige Mittel für Sie persönlich zu finden. Hier aber schon einmal eine Übersicht der häufigsten Ergänzungsmittel und ihrer Vor- und Nachteile:

Magnesiumglycinat: Ich habe Magnesiumglycinat an den Anfang der Liste gestellt, weil diese Magnesiumart hoch absorbierbar und für viele Leute der »Goldstandard« aller

Magnesiumergänzungsmittel ist. Bei normaler Dosierung ist es unwahrscheinlich, dass es die Verdauung in irgendeiner Weise stört. Diese Magnesiumart gibt es als Pulver, flüssig und als Tabletten. Das Magnesium ist dabei an Glycin gebunden, das eine schlaffördernde Wirkung haben soll. Daher wird dieses Magnesiumergänzungsmittel häufig bei Schlafstörungen empfohlen. Es ist eine gute Wahl und das am häufigsten von integrativen und funktionellen Ärzten empfohlene Mittel. Sein einziger Nachteil ist, dass es nicht die beste Magnesiumform bei Verstopfung ist, da es nicht die gleiche abführende Wirkung hat wie andere Magnesiumformen.

Magnesiummalat: Magnesiummalat ist mit Apfelsäure kombiniertes Magnesium. Wie der Name schon sagt, kommt Apfelsäure natürlich in Äpfeln, aber auch anderen pflanzenbasierten Lebensmitteln vor. Apfelsäure ist dafür bekannt, Muskelschmerzen zu lindern und den Körper bei der natürlichen Energieproduktion zu unterstützen. Vor allem Fibromyalgie-Patienten finden diese Magnesiumform hilfreich, was nicht groß überrascht, da Schmerzen und Erschöpfung zu den Hauptcharakteristika dieser Erkrankung zählen. Wenn Sie nach einem allgemeinen Magnesiumergänzungsmittel suchen, ist Magnesiummalat eine gute Wahl, und Sie profitieren zusätzlich von den gesundheitlichen Vorteilen der Apfelsäure.

Magnesiumcitrat: Das ist eine gut absorbierbare Magnesiumform, die mit Zitronensäure kombiniert wird, die auch natürlich in Obst, Gemüse und anderen Lebensmitteln vorkommt. Magnesiumcitrat ist beliebt, weil es die Muskeln entspannt und Krämpfe und Verdauungsbeschwerden lindert. Bei hoher Dosierung kann es Durchfall verursachen, ist aber für einen regelmäßigen Stuhlgang eine gute Idee, wenn Sie die für Ihren Körper richtige Dosis einnehmen. Dieses Ergänzungsmittel ist eine großartige Magnesiumquelle. Ich habe es immer bei mir, wenn ich auf Reisen bin und sicherstellen will, dass meine Verdauung problemlos funktioniert.

Magnesiumoxid: Magnesiumoxid ist eine der günstigeren Magnesiumarten, doch der Körper absorbiert es nicht so gut. Wenn Sie öfter an Verstopfung leiden und die richtige Dosis einnehmen, kann es Ihnen helfen, Ihre Verdauung wieder auf Trab zu bringen. Magnesiumoxid ist allerdings berüchtigt dafür, bei einer zu hohen Dosierung Durchfall zu verursachen. Generell gilt, dass es bessere Optionen als Magnesiumoxid gibt. Daher wird es auch nicht oft von Gesundheitsexperten empfohlen, es sei denn, die Patienten können sich wirklich nichts anderes leisten.

Magnesiumthreonat: Magnesiumthreonat ist eine Magnesiumform, die vor allem für ihre unterstützende Wirkung auf das Gehirn und die Gesundheit des Nervensystems bekannt ist. Es soll dank seiner Fähigkeit, die Blut-Hirn-Schranke zu passieren, die Merk- und Lernfähigkeit fördern und einer Neurodegeneration und dem kognitiven Verfall vorbeugen. Es wird nicht so häufig wie Magnesiumcitrat und -glycinat angeboten, doch wenn Sie sich mit einem Gesundheitsexperten beraten und Magnesium für Ihr Gehirn oder Nervensystem einnehmen wollen, wird er Ihnen sehr wahrscheinlich diese Form empfehlen.

Magnesiumorotat: Hier wird Magnesium mit Orotsäure kombiniert. Diese Magnesiumform wird oft als ultimatives Mittel zur Verbesserung sportlicher Leistungen und der Herzgesundheit gepriesen. Auch wenn einige Studien die Annahme stützen, dass Orotsäure gut für die Herzgesundheit ist, scheinen daran gebundene Mineralstoffe nicht besser absorbiert zu werden als andere. Abgesehen davon gibt es auch einige Fragen bezüglich der Sicherheit von Orotsäure. Darüber hinaus ist diese Magnesiumform auch teuer, also würde ich eher zu Magnesiumcitrat, -glycinat oder -malat greifen.

Magnesiumsulfat: Magnesiumsulfat ist vermutlich die beliebteste Magnesiumform, denn daraus bestehen Bittersalze. Magnesiumsulfatsalze sollen Muskelschmerzen lindern und den Körper entgiften und entspannen. Früher nahmen die Leute diese Magnesiumform auch oral ein, doch da es definitiv Durchfall verursachen kann, empfehle ich es nur zur äußeren Anwendung in der Badewanne. Um die Vorteile von Magnesiumsulfat voll auszuschöpfen, schauen Sie sich unbedingt die verwöhnenden Bittersalz-Bad-Rezepte im hinteren Teil dieses Buches an.

Magnesiumchlorid: Magnesiumchloridlösungen werden auch häufig als »Magnesiumöl« bezeichnet. Interessanterweise ist Magnesiumchlorid gar kein Öl, sondern nur eine übersättigte Lösung aus Wasser, Magnesium und Chlorid. Es fühlt sich nur wegen seines hohen pH-Werts ölig an. Diese Magnesiumform wird oft bei Menschen angewandt, die Magnesium wegen Verdauungsproblemen nicht oral einnehmen können. Magnesiumchlorid gibt es auch als »Flocken« in fester kristallisierter Form. Es wird ganz ähnlich wie Bittersalze auch als Badezusatz verwendet.

Da wir gerade von Bittersalzen und Magnesiumöl sprechen: Es ist höchste Zeit, dass ich Ihnen etwas über transdermales Magnesium erzähle und uns die Frage stelle, ob dies die beste tägliche (und überhaupt legitime) Methode ist, Magnesium aufzunehmen oder nicht.

TRANSDERMALES MAGNESIUM: DIE DEBATTE IST ERÖFFNET

Es wird ziemlich heftig darüber debattiert, ob die Aufnahme von Magnesium über die Haut eine sinnvolle Supplementierungsform ist. Wenn Sie schon zu diesem Thema recherchiert haben, sind Sie bestimmt auf Quellen gestoßen, die entweder behaupten, dass Magnesium am besten über die Haut absorbiert wird oder dass das kompletter Unfug ist und es gar keinen Grund zu der Annahme gibt, dass Magnesium so überhaupt aufgenommen werden kann. Wie Sie sich vermutlich schon denken, liegt die Wahrheit irgendwo dazwischen.

Es ist allgemein bekannt, dass die Haut das größte Organ des menschlichen Körpers ist. Sie macht tatsächlich circa 10 Prozent der gesamten Körpermasse einer durchschnittlichen Person aus. Ihre Hauptfunktion besteht darin, eine Barriere zwischen unserer Innen- und der Außenwelt zu bilden. Sie umgibt uns und schützt uns vor Chemikalien, Allergenen, Keimen und der Sonne. Das heißt, dass der Hauptzweck der Haut eigentlich darin besteht, *keine* Dinge durchzulassen. Um in die Blutbahn zu gelangen, müsste das Magnesium durch endlose Schichten eng aneinandergereihter Zellen dringen. Viele Wissenschaftler argumentieren, dass hydrierte Magnesiumionen wie die in Magnesiumchlorid viel zu groß sind, um die biologischen Membranen unserer Hautzellen passieren zu können. Das hört sich nach schlechten Nachrichten für die Fans von transdermalem Magnesium an. Doch noch ist nicht alle Hoffnung verloren! Magnesium könnte immer noch potenziell über spezielle Magnesiumtransporter absorbiert werden, die wir immer noch erforschen und zu verstehen versuchen, oder über Haarfollikel oder Schweißdrüsen, die einen Umweg um die dicht aneinandergepressten Zellen unserer Haut bieten.

Diverse Studien haben bereits untersucht, ob transdermales Magnesium eine praktikable Möglichkeit ist, Magnesium in den Körper zu schleusen. Eine Studie zeigte, dass Magnesiumionen die äußere Hautschicht über Haarfollikel und Schweißdrüsen durchdringen können. Es ist aber weiterhin unklar, ob dies in den Mengen geschieht, die für Menschen von therapeutischem Nutzen wären, da Haarfollikel und Schweißdrüsen nur 0,1 bis ein Prozent der Hautoberfläche ausmachen. Von den Verfechtern des transdermalen Magnesiums wird besonders eine Quelle häufig zitiert. Laut dieser kann die transdermale Gabe von Magnesium einen Mangel innerhalb von vier bis sechs Wochen beheben, während dies bei der oralen Einnahme bis zu einem Jahr dauern kann. Leider ist die ungekürzte Fassung dieser Studie nicht auffindbar. Stattdessen gibt es nur ein Abstract von einer Konferenz. Das lässt darauf schließen, dass die Studie wohl gar nicht in einer wissenschaftlich überprüften Fachzeitschrift erschienen ist.

Eine recht große Anzahl von Studien zu transdermalem Magnesium ist auf die eine oder andere Weise fehlerhaft. Eine Studie testete zum Beispiel Magnesiumöl-Sprays und 20-minütige Magnesiumfußbäder an neun Patienten. Nach 12 Wochen zeigte die Analyse von Haarfollikeln einen Anstieg des Magnesiums um 59,7 Prozent. Das hört sich fantastisch an – bis man erfährt, dass die Wissenschaftler nicht angaben, ob sie irgendwelche Informationen zur Magnesiumkonzentration im Blut gesammelt hatten. Eine weitere Gruppe von Wissenschaftlern maß die Magnesiumkonzentration im Blut, als sie die Wirkung von Sulfatbädern auf 19 Patienten untersuchten. Alle bis auf drei zeigten einen Anstieg der Magnesiumkonzentration in ihrem Blutplasma, und die Wissenschaftler schlossen daraus, dass »ein längeres Baden in Epsomsalzbädern die Magnesiumkonzentration im Blut erhöht«. Interessanterweise hatten aber die Patienten, bei denen die Magnesiumkonzentration im Blutserum nicht erhöht war, erhöhte Magnesiumwerte im Urin, die ebenfalls gemessen wurden. Das legt nahe, dass diese Patienten bereits einen optimalen Magnesiumwert hatten und das überschüssige Magnesium einfach über die Nieren ausgeschieden wurde. Leider wurde diese Studie nicht in einer wissenschaftlichen Fachzeitschrift, sondern vom *Epsom Salt Council* veröffentlicht, weshalb sie wohl auch mit Vorsicht zu genießen ist.

Wenn Sie mehr über die Debatte über transdermales Magnesium wissen möchten, lesen Sie den Artikel »Myth or Reality – Transdermal Magnesium?« (Transdermales Magnesium – Mythos oder Realität?) in der Fachzeitschrift *Nutrients*. Er ist eine gute Ressource, taucht tief in die Forschung ein und schließt wie folgt: »Magnesium könnte in der Lage sein, in das lymphatische System unter der Dermis und somit in den Blutkreislauf zu gelangen, dabei eine Regulierung durch den Verdauungstrakt zu umgehen und auf diese Weise seine Konzentration im Blutserum zu erhöhen. Allerdings können wir die Anwendung von transdermalem Magnesium noch nicht empfehlen.« Ich denke, das ist eine sehr faire und ausgewogene Schlussfolgerung.

Ich könnte noch seitenweise über dieses Thema schreiben. Doch auch wenn ich es nicht als Zeitverschwendung bezeichnen würde, wäre es wohl ziemlich langweilig und würde am eigentlichen Thema vorbeigehen – nämlich dass es trotz der Zweifel daran, ob und wie Magnesium durch die Haut absorbiert werden kann, Tausende Menschen gibt, die es auf diese Weise anwenden. Ebenso gibt es Tausende Gesundheitsexperten, die miterlebt haben, wie es ihren Patienten dadurch besser ging, und die es trotz fehlender Forschungsnachweise und fortbestehender wissenschaftlicher Fragen weiterhin empfehlen.

Wenn Sie einen nachgewiesenen Magnesiummangel haben oder Magnesium aufgrund bestimmter Gesundheitsprobleme wie Migräne oder zur Diabeteskontrolle einnehmen, sollten Sie mit diesem Hintergrundwissen Magnesium lieber oral einnehmen. Wenn Sie Magnesium zum allgemeinen Stressabbau oder zur Entspannung ausprobieren wollen, könnte die topische Anwendung eine gute Option für Sie sein. Denken Sie daran, dass Magnesiumchlorid den Magnesiumspiegel im Blut wirksamer steigern soll als Magnesiumsulfat. Die Wirkung von Magnesiumbädern scheint angenehm, entspannend und schmerzlindernd zu sein, aber nur kurzfristig. Magnesiumchlorid lässt sich leichter assimilieren und verstoffwechseln, also braucht man weniger für die Absorption. Ein weiterer Bonus äußerlich angewendeten Magnesiums ist, dass Sie sich

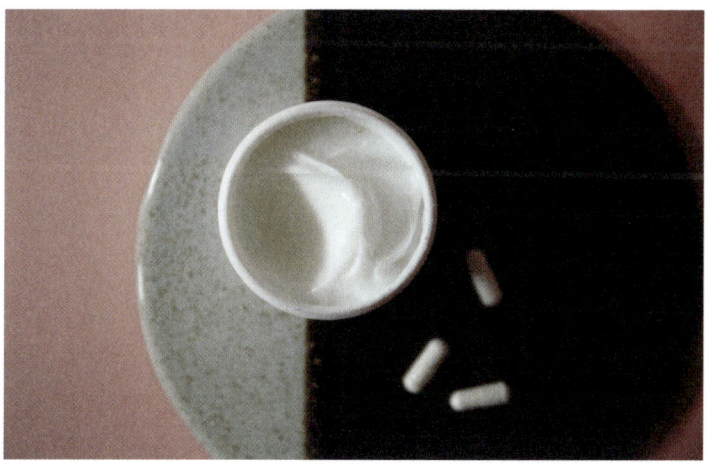

das Risiko eines schnellen Sprints zur Toilette ersparen, falls Sie zu viel von der falschen Magnesiumform nehmen.

Die Debatte über Magnesiumcremes und -sprays ist sehr interessant. Wenn ich diese Cremes und Sprays vor dem Einschlafen verwende, schlafe ich wie ein Stein. Ich würde es sogar mit dem Vicks Erkältungs- und Grippemittel NyQuil vergleichen, nur dass ich mich am nächsten Tag nicht gerädert fühle. Bitter- beziehungsweise Epsomsalzbäder helfen mir persönlich ebenfalls wunderbar gegen Schmerzen nach dem Training, Stress oder Schmerzen und Beschwerden aus anderen Gründen, wie wenn ich zum Beispiel die Grippe habe. Ich wende sie ständig an, was Sie natürlich nicht überraschen wird, schließlich bin ich ja die Autorin dieses Buches. Doch ich verlasse mich nicht nur auf Bäder als einzige Magnesiumquelle.

DIE VOR- UND NACHTEILE VON MAGNESIUMINFUSIONEN

Nachdem wir uns über transdermales Magnesium unterhalten haben, können wir zum nächsten Thema übergehen: Magnesiuminfusionen oder Ergänzungsmittelinfusionen im Allgemeinen. Intravenös verabreichte Ergänzungsmittel finde ich aus mehreren Gründen extrem: Erstens können sie sehr teuer sein, und zweitens gibt es immer zusätzliche Risiken, wenn Nadeln im Spiel sind. Dies ist auch ein guter Moment, Sie daran zu erinnern, dass in Sachen alternative Behandlungen und »außergewöhnliche« Wellnesspraktiken gilt: Wenn es sich zu gut anhört, um wahr zu sein, ist es das wahrscheinlich auch. So wie oral eingenommene Ergänzungsmittel sind auch Ergänzungsmittelinfusionen kein Zaubermittel für eine bessere Gesundheit. Sie sind lediglich ein weiteres Werkzeug, das uns zur Verfügung steht. Wenn Sie sich nicht topfit fühlen, sollten Sie in den meisten Situationen erst einen genauen Blick auf die verschiedenen Bereiche Ihres Alltagslebens werfen, wie zum Beispiel Ihre Schlafgewohnheiten, Ihre körperliche Aktivität, Ihre Ernährung und Ihr Stressniveau, und dort Verbesserungen anstreben, bevor Sie sich nach externen Lösungen umsehen.

Es gibt dennoch eine Handvoll Gründe für die Berücksichtigung einer intravenösen Supplementierung. Der erste ist ganz einfach: wenn sie vom Arzt empfohlen wurde. Dies könnte eine Behandlungsmaßnahme bei Migräne sein oder das Ziel haben, einen klinisch diagnostizierten Magnesiummangel schneller zu beheben. Ein weiterer Grund könnte sein, dass bei bestimmten Patienten ein Reizdarm- oder Leaky-Gut-Syndrom oder eine andere Verdauungsstörung vorliegt, wodurch sie Mineralstoffe nicht effektiv über den Verdauungstrakt aufnehmen können. Wie ich bereits erwähnt habe, würde ich es auch in Erwägung ziehen, wenn ich an chronischer Erschöpfung, Fibromyalgie oder Beschwerden wie einem chronischen Schlafmangel litte, da intravenös verabreichte Ergänzungsmittel ein schneller Weg sind, um herauszufinden, ob ein bestimmter Nährstoff eine Linderung bewirkt.

Dennoch sind diese Infusionen sehr teuer (selten unter 80 Euro) und dauern ungefähr 30 Minuten. Ich hatte bisher ein- oder zweimal eine Magnesiuminfusion, und lassen Sie mich Ihnen sagen: Ich habe die Wirkung deutlich gespürt. Ich fühlte mich fast sofort entspannt und schläfrig, und dieses Gefühl hielt einige Tage lang an. Profi-Tipp: Ich würde Ihnen so eine Infusion nicht für den Morgen eines Tages empfehlen, an dem Sie viel zu tun haben. Ich habe diesen Fehler gemacht und fühlte mich so müde und entspannt, dass ich bei der Arbeit kaum etwas zustande brachte! Zusammengefasst bestehen die Vorteile von Infusionen in ihrer guten Bioverfügbarkeit und individuellen Anpassung. Die Nachteile sind die Kosten und potenziellen Risiken. Ich überlasse es Ihnen und Ihrem Arzt oder Ihrer Ärztin zu entscheiden, was bei Ihrem Gesundheitszustand *und* Ihrer finanziellen Situation das Beste ist.

Jetzt fühlen Sie sich von all den Informationen womöglich etwas erschlagen – verständlicherweise! Doch keinen Stress! Sie können ja zunächst mit einem Magnesiumcitrat-Ergänzungsmittel in Kapselform oder einem einfachen Bittersalzbad beginnen. Beide sind für den Anfang gute Optionen. Glücklicherweise sind Magnesiumergänzungsmittel mit ihrer empfohlenen Dosierung allgemein sehr sicher und günstig, sodass Sie mehrere ausprobieren und die Marke und Darreichungsform wechseln können, bis Sie die Methode gefunden haben, die zu Ihnen, Ihrem Lebensstil und Ihren gesundheitlichen Zielen passt.

7

Wenn Sie Magnesium zum ersten Mal einnehmen

Wenn Sie ein Magnesiumergänzungsmittel gefunden haben, das hochwertig und auf Ihre speziellen Bedürfnisse zugeschnitten ist, müssen Sie als Nächstes sicherstellen, dass Sie es korrekt und in der richtigen Dosierung anwenden. Sollten Sie wegen der Magnesiumeinnahme nervös sein, denken Sie daran, dass Sie es sowieso schon jeden Tag über Ihre Nahrung aufnehmen – und wenn Sie grünes Blattgemüse, Nüsse und Samen essen, sogar schon in ziemlich großen Mengen. Mich persönlich beruhigt es, dass Magnesium keine synthetische Substanz oder vielleicht ein Kraut ist, an das unser Körper nicht gewöhnt ist. Dennoch gibt es wichtige Informationen zur Dosierung, Sicherheit und Interaktion mit Medikamenten zu beachten, bevor Sie das erste Mal Magnesium einnehmen.

Die Dosierung von Magnesium ist nicht ganz einfach. Bevor wir uns näher damit beschäftigen, möchte ich Sie daran erinnern (auch wenn ich durch diese Wiederholung wie eine kaputte Schallplatte klinge), dass Sie immer mit Ihrem Arzt oder Ihrer Ärztin sprechen sollten, bevor Sie Ihre Lebensweise tiefgreifend verändern – vor allem, wenn Sie an einer chronischen Krankheit leiden oder Medikamente einnehmen. Nun folgen kurzerhand ein paar wichtige Dinge, die Sie wissen sollten, um Magnesium auf sichere Weise einzunehmen.

IHR LEITFADEN ZUR RICHTIGEN DOSIERUNG VON MAGNESIUM

Die empfohlene Tagesdosis für Magnesium liegt zwischen 310 und 320 Milligramm für erwachsene Frauen und 400 bis 420 Milligramm für erwachsene Männer. Wissenschaftler gehen davon aus, dass eine durchschnittliche Person täglich nur zwischen 200 und 250 mg Magnesium über ihre Nahrung aufnimmt. Um auf die empfohlene Dosis zu kommen, müssen viele von uns daher Magnesium supplementieren. Denken Sie daran, dass öffentliche Ernährungsempfehlungen nur Richtlinien sind und nicht notwendigerweise alle Faktoren berücksichtigen, die zu einem Magnesiummangel führen. Aus diesem Grund empfehlen integrative und funktionelle Mediziner oft die tägliche Einnahme von 300 mg Magnesium (oder sogar 500 mg, wenn ein Mangel vorliegt) in Form von Ergänzungsmitteln – zusätzlich zu einer magnesiumreichen Ernährung. Die Einnahme von über 350 mg Magnesium als Ergänzungsmittel wird nicht empfohlen, es sei denn, sie wurde von einem Arzt oder Gesundheitsexperten angeordnet.

Wenn Sie Magnesium in einer Form einnehmen, die dafür bekannt ist, Verdauungsstörungen zu verursachen, beginnen Sie mit einer niedrigen Dosierung (circa 150 mg pro Tag) und steigern Sie diese langsam, bis Sie die empfohlene Tagesdosis erreicht haben. Vergessen Sie nicht, dass die tatsächlich von Ihnen absorbierte Magnesiummenge von Ihrem gegenwärtigen Magnesiumstatus, der Gesundheit Ihres Darms und der von Ihnen eingenommenen Magnesiumform abhängt. Die offiziellen Dosierungsempfehlungen der *National Institutes of Health* (NIH) lauten:

- Säuglinge bis zum Alter von 6 Monaten: 30 Milligramm
- 7 bis 12 Monate: 75 Milligramm
- 1 bis 3 Jahre: 80 Milligramm
- 4 bis 8 Jahre: 130 Milligramm
- 9 bis 13 Jahre: 240 Milligramm
- 14 bis 18 Jahre: 410 Milligramm für Männer, 360 Milligramm für Frauen
- 19 bis 30 Jahre: 400 Milligramm für Männer, 310 Milligramm für Frauen
- Erwachsene ab 31 Jahren und älter: 420 Milligramm für Männer, 320 Milligramm für Frauen
- Schwangere: 350 bis 360 Milligramm
- Stillende: 310 bis 320 Milligramm

Ihnen wird aufgefallen sein, dass die NIH während der Schwangerschaft eine Erhöhung der täglichen Magnesiumdosis um 30 bis 50 Milligramm empfehlen. Es hat sich gezeigt, dass Magnesium wichtig für die Nerven- und Muskelgesundheit ist und auch zur Regulierung der Körpertemperatur und zur Proteinsynthese beiträgt. All dies ist während der Schwangerschaft besonders wichtig. Eine randomisierte und kontrollierte Studie, die 2017 in der Fachzeitschrift *Advanced Biomedical Re-*

search veröffentlicht wurde, zeigt, dass optimale Magnesiumwerte während der Schwangerschaft zu einem besseren Schwangerschaftsverlauf führen. Ein beibehaltener optimaler Magnesiumwert trägt besonders dazu bei, das Risiko einer vorzeitigen Gebärmutterkontraktion und einer fetalen Wachstumsverzögerung zu verringern, und hilft dabei, das Geburtsgewicht zu erhöhen. Die Forschung zeigt aber auch, dass die intravenöse Gabe von Magnesiumsulfat mit einer Knochenverdünnung beim Fötus in Zusammenhang gebracht wird. Dies veranlasste die FDA dazu, 2013 einen Warnhinweis mit dem Titel »FDA rät von längerem Gebrauch von Magnesiumsulfat ab, um vorzeitigen Wehen aufgrund von Knochenveränderungen bei exponierten Babys vorzubeugen« zu veröffentlichen. Es ist also wichtig, welche Form von Magnesiumergänzungsmitteln Sie während der Schwangerschaft einnehmen. Sollten Sie schwanger sein, besprechen Sie das Thema Magnesium mit Ihrem Frauenarzt oder Ihrer Frauenärztin, falls Sie es noch nicht getan haben.

KANN MAN MAGNESIUM ÜBERDOSIEREN?

Nun zu der Frage, auf die wir alle gewartet haben: Kann man zu viel Magnesium einnehmen? Meiner Einschätzung nach wäre es eine ziemliche Herausforderung, zu viel Magnesium über magnesiumreiche Lebensmittel aufzunehmen. In Form von Ergänzungsmitteln ist eine Überdosierung allerdings definitiv möglich. Die häufigsten Symptome einer Magnesiumüberdosierung sind Durchfall und Unterleibskrämpfe. Beides habe ich schon einige Male erwähnt. Diese Symptome treten häufiger in Zusammenhang mit Magnesiumcarbonat, -chlorid, -glukonat und -oxid als mit anderen Magnesiumformen auf.

Wenn Sie wirklich zu viel einnehmen, könnte dies bei Ihnen auch einen Blutdruckabfall, Hitzewallungen, Übelkeit und Erbrechen hervorrufen. Eine noch höhere Dosierung könnte eine Hypermagnesiämie verursachen, die sehr selten ist, aber zu einer neuromuskulären Störung, einer Atemdepression oder sogar zum Koma führen kann. Es gab bereits einige registrierte Fälle einer tödlichen Hypermagnesiämie (eine bei einem älteren Mann und eine bei einem kleinen Kind). Diese Todesfälle wurden mit einer Überdosierung magnesiumhaltiger Abführmittel und Antazida in Zusammenhang gebracht, die über 5.000 mg Magnesium enthalten können. Wir sollten uns dieses Risikos bewusst sein, aber trotzdem im Hinterkopf behalten, dass es eine *enorme Magnesiummenge* braucht, um sich dem Risiko einer wirklichen Magnesiumüberdosierung auszusetzen.

Wer sollte hinsichtlich einer Magnesiumüberdosierung besonders aufpassen, und bei wem ist das Risiko einer Hypermagnesiämie größer? Falls Sie Nierenprobleme haben, wie zum Beispiel eine Nierenfunktionsstörung oder Nierenversagen, sollten Sie vor der Einnahme von Magnesium Ihren Arzt oder Ihre Ärztin konsultieren und besonders vorsichtig sein, da die Nieren, wie wir schon besprochen haben, die Regulierung der Magnesiumhomöostase im Körper übernehmen. Ein zweiter Grund zur Vorsicht ist ein niedriger Blutdruck, da Magnesium diesen noch weiter senken kann.

GIBT ES WECHSELWIRKUNGEN VON MAGNESIUM MIT BESTIMMTEN MEDIKAMENTEN?

Es gibt verschiedene Medikamente, mit denen Magnesium interagiert. Die folgende Aufzählung ist nicht vollständig, doch zu den häufigsten Medikamenten zählen Bisphosphonate, Diuretika und Antibiotika. Bisphosphonate werden zur Behandlung von Osteoporose eingesetzt, und Magnesium kann ihre Absorption durch den Körper beeinträchtigen. Sie *können* beides einnehmen, nur nicht zur selben Zeit. Laut genereller Empfehlung sollten zwischen der Einnahme von Magnesium und einem Bisphosphonat mindestens zwei Stunden liegen. Andere Medikamente wie Diuretika und Protonenpumpenhemmer können zu einem Magnesiumverlust führen oder die Wirksamkeit oral eingenommener Magnesiumergänzungsmittel verringern. Wenn Sie diese Medikamente einnehmen, sollten Sie eine höhere Magnesiumdosierung als die für durchschnittliche Personen empfohlene wählen oder eine andere Darreichungsform. Auch Antibiotika können mit Magnesiumergänzungsmitteln interagieren. Wenn Sie Antibiotika einnehmen müssen, können Sie bei der Magnesiumsupplementierung entweder eine Pause einlegen, bis die Antibiotikabehandlung abgeschlossen ist, oder Ihren Arzt oder Ihre Ärztin fragen, wie Sie beides zu unterschiedlichen Zeiten einnehmen können.

WIE LANGE DAUERT ES, BIS DAS MAGNESIUM WIRKT?

Nun zu einer der wichtigsten Fragen, die mir ständig gestellt werden: Wie lange dauert es, bis sich ab Beginn der Magnesiumeinnahme ein Unterschied bemerkbar macht? Das hängt von Ihrer individuellen Biochemie und auch davon ab, warum und wie Sie Magnesium nehmen. Wenn Sie eine Magnesiuminfusion bekommen, bemerken Sie wahrscheinlich schon eine Veränderung, noch bevor die Behandlung abgeschlossen ist (mir jedenfalls ging es so). Wenn Sie ein Bittersalzbad nehmen oder etwas, was Ihnen beim Einschlafen oder gegen Angstzustände helfen soll, bemerken Sie vielleicht auch eine unmittelbare Wirkung. Wenn Sie Magnesium oral für eine bessere Blutzuckerkontrolle oder als Unterstützung bei einer anderen chronischen Krankheit einnehmen, sollten Sie dies mindestens zwei bis drei Wochen lang tun, bevor Sie die Wirkung einschätzen – es sei denn, es stellen sich negative Nebenwirkungen wie ein sehr dünner Stuhl ein. Wie ich bereits erwähnt habe, kann die Behebung eines Magnesiummangels bis zu einem Jahr dauern. Das hört sich nach einer langen Zeit an, doch Kräuter und Nahrungsergänzungsmittel sind eine sanftere, ganzheitlichere Behandlungsmethode von Gesundheitsproblemen und erfordern deshalb auch viel Zeit, Regelmäßigkeit und Geduld. Natürlich sollten Sie zusätzlich zur Einnahme von Ergänzungsmitteln auch andere gesunde Anpassungen Ihrer Lebensweise vornehmen.

Das ist es also! Nun haben Sie einige wichtige Hilfsmittel zur Verfügung, um gut informiert von Magnesium zu profitieren. Sie wissen nun sowohl über den Ursprung von Bittersalzbädern und die Magnesiummenge in Ihren Knochen wie auch über die empfohlene Tagesdosis und darüber Bescheid, bei welchen Gesundheitsproblemen Magnesium hilfreich sein kann. In den nächsten Kapiteln finden Sie einiges an Inspiration, wie Sie Magnesium in Ihrer Küche und bei Ihrer täglichen Selfcare-Routine einsetzen können.

8

Magnesium in der Küche

Jetzt beginnt der angenehme Teil! Manchmal habe ich das Gefühl, dass jeden Tag irgendjemand eine neue Möglichkeit entdeckt, Magnesium zu einem festen Bestandteil des Alltags zu machen. Ich finde das wirklich aufregend, weil es frustrierend sein kann, jeden Tag eine ganze Palette Ergänzungsmittel einzunehmen. Man fühlt sich dabei auch schnell wie ein Patient. Ziemlich ironisch, schließlich interessieren sich ja viele Menschen gerade deshalb für natürliche Heilmittel, weil sie von Pillen, der konventionellen Schulmedizin und den ihnen vorgeschlagenen begrenzten Behandlungsmöglichkeiten enttäuscht sind.

Wie schon erwähnt ziehe ich es immer vor, meine Nährstoffe in erster Linie über mein Essen aufzunehmen. Nur wenn das nicht hilft, greife ich zu Ergänzungsmitteln. Ich bevorzuge auch Ergänzungsmittel, die sich auf natürliche und unkomplizierte Weise in meinen Alltag integrieren lassen. Ein Beispiel dafür wäre das Trinken von Brennnesseltee (was ich im Frühling mit fast religiösem Eifer tue) statt der Einnahme einer Kapsel oder das Trinken von goldener Milch (ein traditionelles ayurvedisches Getränk mit Kurkuma) vor dem Ein-

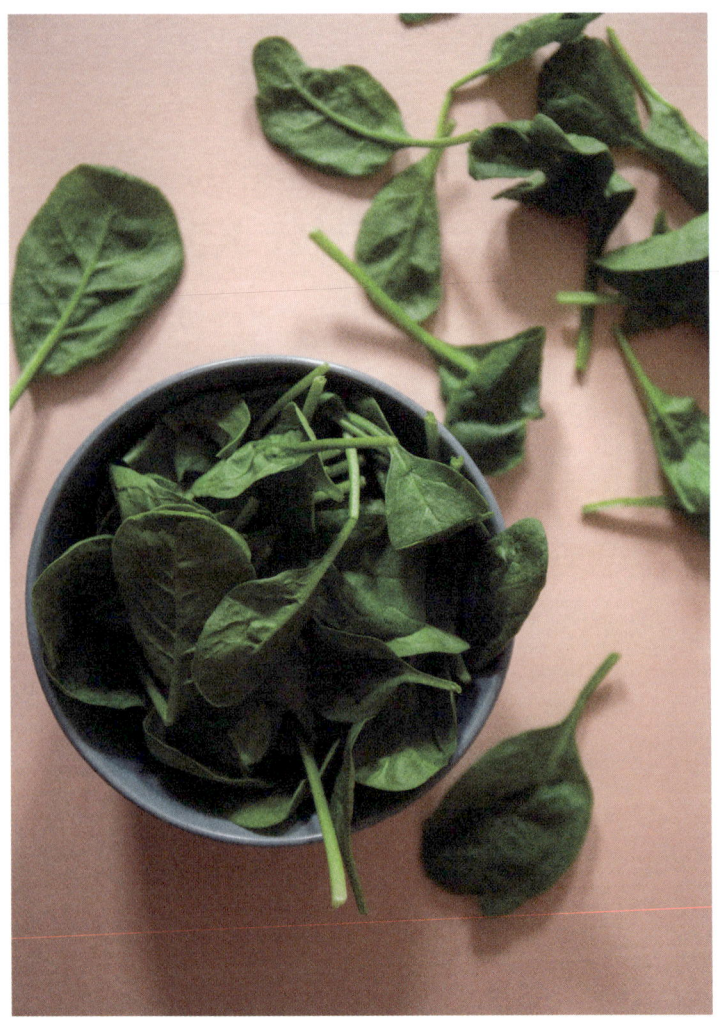

schlafen anstatt der Einnahme eines Kurkuma-Ergänzungsmittels. Weitere gute Beispiele wären die Verwendung von CBD-Öl als Creme bei Kieferschmerzen oder der Konsum von immunstärkenden Pilzen in Form einer leckeren heißen Schokolade mit Pilzen am Abend anstelle einer Kapsel. Wenn ich die Wahl habe, entscheide ich mich immer für eine Tinktur oder ein Pulver. Glücklicherweise gibt es viele Möglichkeiten, Magnesium zu verwenden, ohne irgendwelche Tabletten schlucken zu müssen.

MAGNESIUMREICHE LEBENSMITTEL

Auf den nächsten Seiten finden Sie einen bunten Mix aus Rezepten, die magnesiumreiche Lebensmittel oder Magnesiumergänzungsmittel in Form einer Flüssigkeit oder eines Pulvers enthalten. Wie Sie schon wissen, kommt Magnesium in einer ganzen Reihe pflanzlicher und tierischer Lebensmittel vor. Zu den wichtigsten gehören:

- grünes Blattgemüse wie Spinat, Grünkohl, Kohlblätter, Rübstiele und Sareptasenf
- Hülsenfrüchte wie schwarze Bohnen und Linsen
- Obst wie Feigen, Avocados und Bananen
- Nüsse und Samen, Kürbiskerne, Sesamsamen, Mandeln und Cashewkerne
- Vollkorngetreide
- Joghurt und Kefir
- fettreicher Fisch wie Lachs, Makrele, Heilbutt und Thunfisch
- dunkle Schokolade

Nüsse und Samen einweichen und keimen

Wussten Sie, dass das Einweichen und Keimen von Nüssen, Samen und Getreide die Bioverfügbarkeit des in ihnen enthaltenen Magnesiums im Körper erhöhen kann? Das stimmt wirklich. Diese Schritte machen die Lebensmittel auch leichter verdaulich und entfernen einige ihrer schädlichen Enzyme und Inhaltsstoffe, wie zum Beispiel Phytinsäure, die die Nährstoffabsorption beeinträchtigen und dem Darm schaden kann. Das Keimen von Lebensmitteln kann zeitintensiv sein, doch mittlerweile gibt es vorgekeimte Produkte in immer mehr Läden zu kaufen. Das Einweichen von Nüssen und Samen ist aber einfach. Weichen Sie sie einfach über Nacht in warmem Salzwasser ein, wie in meinem Rezept für Himbeer-Buchweizen-Overnight-Oats (Seite 144). Sie können sich auch das Rezept für selbstgemachten Kürbiskerndrink (Seite 131) ansehen, wo die Einweichprozedur genau beschrieben wird. Dieses Rezept können Sie auch zur Herstellung einer ganzen Reihe anderer Nuss- und Samendrinkvarianten verwenden. (Da diese pflanzenbasierten Produkte dank der Milchindustrie nicht als Milch bezeichnet werden dürfen, nenne ich sie schlicht Drinks.) Es ist eine wunderbare Methode, um so viel Magnesium wie möglich aus den Samen beziehungsweise Nüssen herauszubekommen, sie leichter verdaulich zu machen und zugesetzte Zucker, Stabilisatoren und Emulgatoren (wie Carrageen) zu vermeiden, die in vielen gekauften Nuss- und Samendrinksorten stecken.

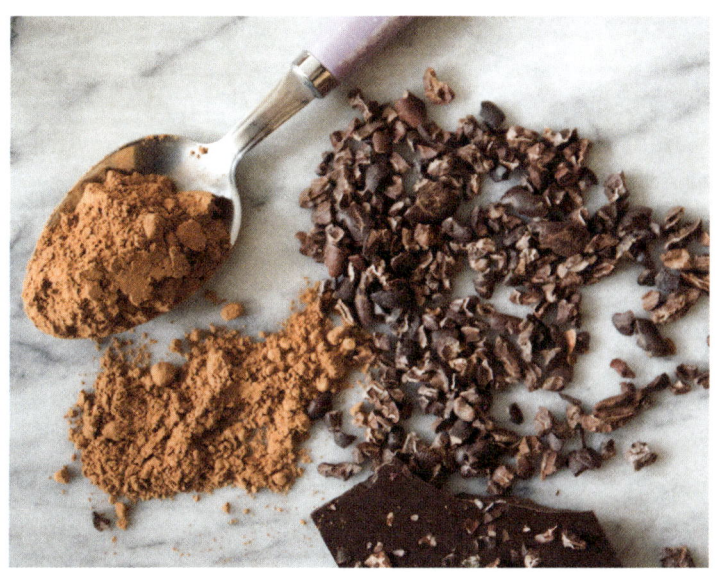

MEINE LEBENSMITTELPHILOSOPHIE: WARUM SIE GUT FÜR IHRE MAGNESIUMZUFUHR IST

Die Rezepte in diesem Buch sind größtenteils rein pflanzlich. Zu den wenigen Ausnahmen gehören Ghee, eine Art geklärte Butter, die ich sehr gern in meinen Rezepten verwende, und etwas Kefir, den Sie immer mit Kokos- oder Mandeldrink-Kefir ersetzen können. Diese pflanzlichen Produkte haben jedoch keine so säuerliche Note, wie ich sie in Rezepten wie meinem cremigen Mango-Chiapudding (Seite 148) liebe. Ihnen wird vielleicht auffallen, dass meine Rezepte fast gänzlich auf Getreide verzichten. Das liegt daran, dass der hohe Magnesiumgehalt von Getreide und Cerealien normalerweise daher rührt, dass sie damit verstärkt wurden (ihnen also Magnesium zugefügt wurde, das sie vorher nicht enthielten). Und dann gibt es noch die angereicherten Produkte. Davon spricht man, wenn Lebensmittelhersteller ihren Produkten nachträglich wieder die Vitamine und Mineralstoffe hinzufügen, die während des Verarbeitungsprozesses verloren gingen. Ich bin kein Fan verarbeiteter, verstärkter oder angereicherter Lebensmittel. Mich interessieren die echten, vollwertigen Lebensmittel mehr, die direkt von Mutter Natur stammen und deren Magnesiumgehalt noch intakt ist.

Sie werden auch bemerken, dass fast nichts in meinen Rezepten gekocht wird. Bei ungekochten Lebensmitteln wird der Magnesiumgehalt wesentlich besser bewahrt als bei gekochten. Denken Sie daran, dass die Lebensmittel, die wir heute essen, wegen der ausgelaugten Böden nicht mehr dieselbe Magnesiummenge enthalten wie früher. Daher sollten Sie, wenn Sie bei sich einen Magnesiummangel vermuten (oder diesen mit den zuvor erwähnten Tests bestätigt bekommen haben), Ihre Energie sowohl auf den Konsum magnesiumreicher Lebensmittel und Getränke als auch auf die Einnahme von Magnesiumergänzungsmitteln konzentrieren. Bei den folgenden Rezepten steht ihr Magnesiumgehalt im Vordergrund, aber sie stecken auch sonst voller Zutaten, die aus vielen anderen Gründen gesund sind. Der hohe Magnesiumgehalt ist nur ein zusätzlicher Bonus.

Sind Sie bereit? Hier warten 15 Rezepte auf Sie, die Ihnen helfen, Ihre Magnesiumzufuhr in Form von köstlichen Smoothies, Snacks und Desserts zu steigern. Denken Sie aber daran, dass diese Rezepte (wie auch die Selfcare-Rezepte in Kapitel 9) für Erwachsene gedacht sind und Sie immer mit Ihrem Arzt oder Ihrer Ärztin sprechen sollten, bevor Sie Ihre Wellness-Routine verändern.

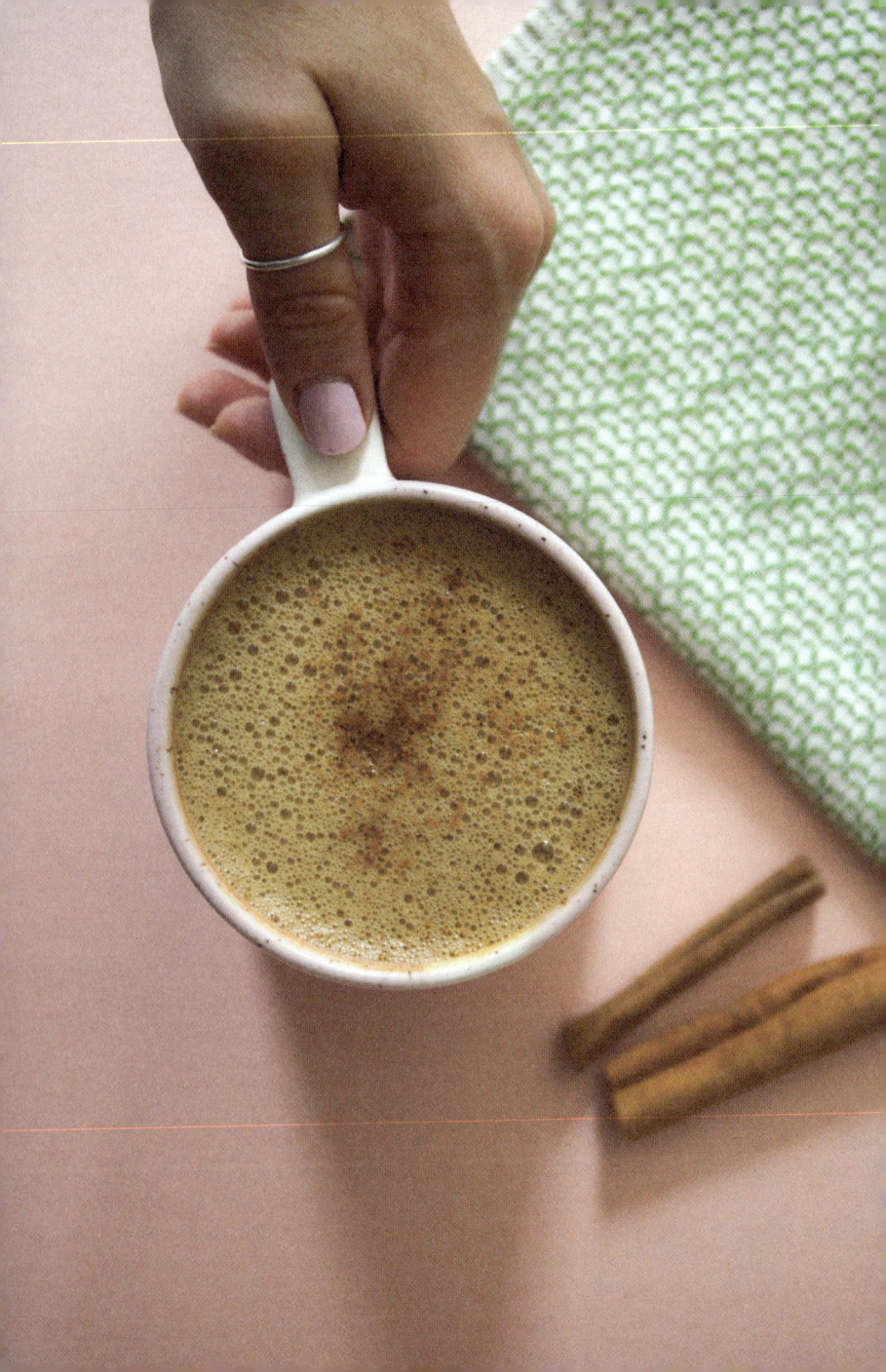

Pumpkin-Spice-Latte

Wenn ich mich doch nur zurück in die Highschool teleportieren könnte, als ich noch nicht wusste, wie ungesund klassische Pumpkin-Spice-Lattes sind. Denn wenn man es erst einmal weiß, vergisst man es nämlich nicht mehr. Die gute Nachricht ist, dass man aus etwas Ungesundem mit ein bisschen Kreativität schnell etwas Gesundes machen kann. Dieser Pumpkin-Spice-Latte wird mit Rooibostee und Kürbispüree ohne zusätzlichen Zucker gemacht. Vervierfachen Sie die Kürbismischung am besten und bewahren Sie sie im Kühlschrank auf, damit Sie Ihren Latte gleich mehrere Tage hintereinander genießen können. Für etwas Süße geben Sie einfach Melasse hinzu, deren Extrabonus ihr hoher Magnesium-gehalt ist – ein Esslöffel enthält normalerweise circa 40 mg meines Lieblingsminerals.

ERGIBT 1 PORTION

Zutaten

240 ml Pflanzendrink (ich bevorzuge Mandeldrink)
240 ml heißes Wasser
1 Beutel Rooibostee
2 EL Kürbispüree

½ TL Ingwerpulver
1 TL Melasse
½ TL Zimt
¼ TL Muskat

Zubereitung

1. Pflanzendrink und Wasser in einen kleinen Stieltopf geben und bei mittlerer Hitze erwärmen, bis es zu dampfen beginnt. Temperatur niedrig stellen und Teebeutel hineingeben. 5 Minuten ziehen lassen.
2. Kürbispüree, Ingwerpulver, Zimt und Melasse einrühren, bis eine glatte Mischung entsteht.
3. In einen Mixer geben und auf hoher Stufe pürieren, bis sich viel Schaum bildet. In Ihre Lieblingstasse gießen, mit ein bisschen Muskat bestreuen und sofort genießen.

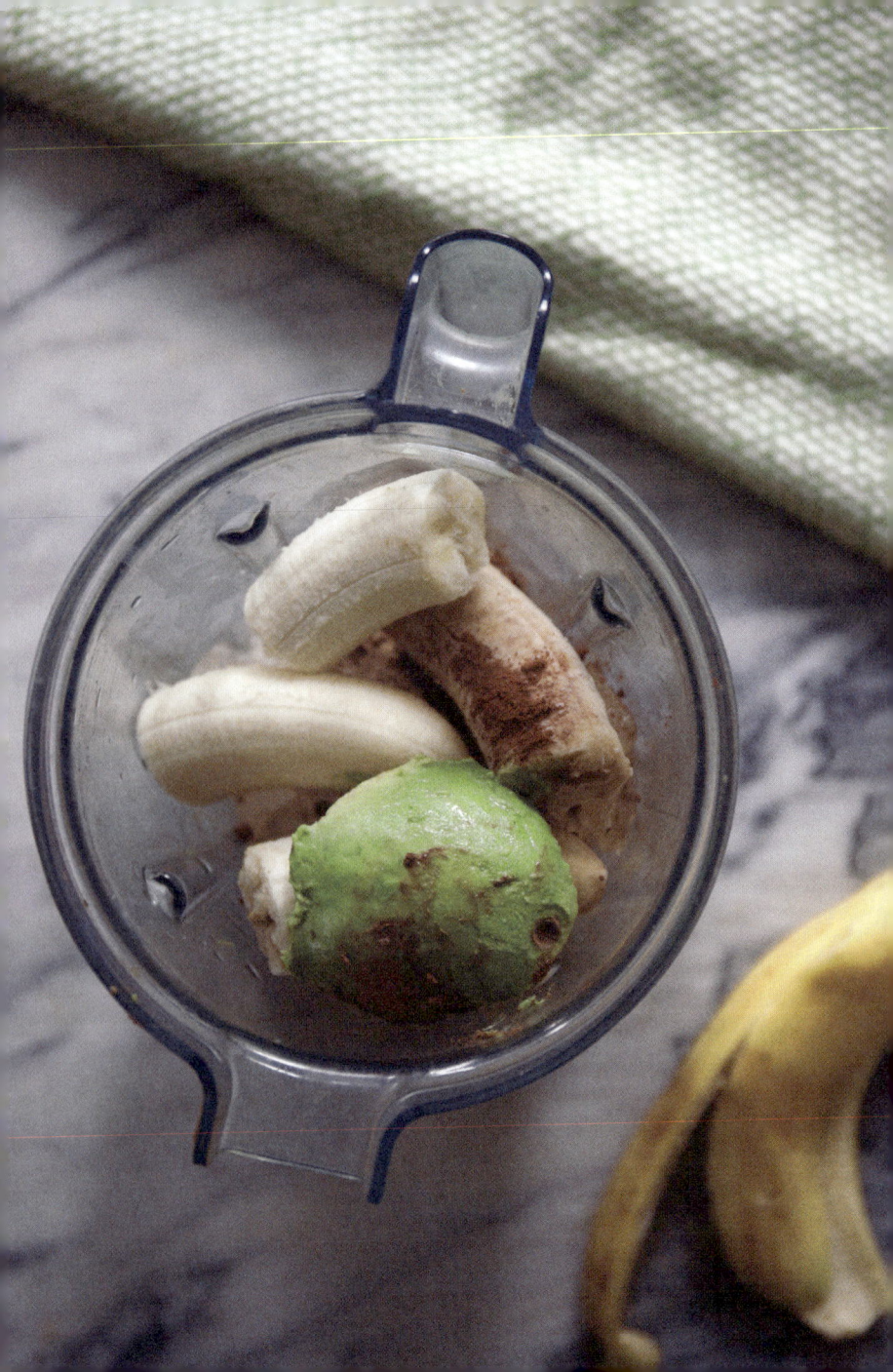

Avocado-Mokka-Smoothie

Gott sei Dank steckt in Schokolade viel Magnesium – das habe ich bei der Entwicklung dieses Rezepts gleich mehrmals vor mich hin gemurmelt. Schokolade ist eines der vielseitigsten Lebensmittel überhaupt, und es gibt wohl kaum jemanden, der sie nicht mag. Dieser Smoothie ist zuckerarm und trumpft mit einem Schuss Espresso auf, passt also perfekt zum Frühstück oder hilft gegen den gefürchteten Nachmittagsdurchhänger. Bei mir weckt der Drink nostalgische Erinnerungen an meine früheren Barista-Genüsse – damals allerdings mit massig Zucker, Tiermilch, extrem viel Koffein und den wirklich saftigen Preisen. Diese Version enthält Kakaopulver, in dem pro Esslöffel ungefähr 40 mg Magnesium stecken.

ERGIBT 1 PORTION

Zutaten

1 große gefrorene Banane
½ gefrorene Avocado
1 TL Kakaopulver
½ TL Vanilleextrakt
240 ml Pflanzendrink Ihrer Wahl (ich verwende bei diesem Rezept gern leicht gesüßten Vanille-Hanfdrink mit weniger als 7 Gramm Zucker)
1 einfacher Espresso oder 60 ml extra starker Kaffee
1 TL Kakaonibs

Zubereitung

1. Gefrorene Banane und Avocado, Kakaopulver und Vanille-Pflanzendrink in einen Mixer geben und glatt pürieren.
2. Espresso zugießen und für einen Frappuccino-Effekt 2 Sekunden durchmixen. Kakaonibs als kleinen Knusperkick darüberstreuen.

Avocado-Pistazien-Eiscreme

Was gibt es Schöneres, als sich mit einer Schüssel Eiscreme ins Bett zu kuscheln und einen Film zu schauen? Meine absolute Lieblings-sorte ist Pistazie. Als ich dieses Rezept entwickelte, war ich auf der Suche nach einer kalten Köstlichkeit, die Schlemmergelüste erfüllt und gleichzeitig der Gesundheit etwas Gutes tut. Diese Eiscreme ist tiermilchfrei und enthält deutlich weniger Zucker als die gekaufte Variante. Und natürlich steckt sie dank der Pistazien voller Magne-sium, die pro Tasse circa 140 mg des wunderbaren Minerals enthalten.

ERGIBT 4 PORTIONEN

Zutaten

1 EL Kokosöl	½ TL Mandelextrakt
1 Tasse (140 g) Pistazien ohne Schale	½ TL Vanilleextrakt
	½ TL Salz
8 EL Honig	240 ml Mandeldrink
½ TL Kardamom	3 reife Avocados, gefroren

Zubereitung

1. Kokosöl in einen mittelgroßen Stieltopf geben und langsam erwärmen. Pistazien, Honig, Kardamom, Mandel- und Vanille-extrakt und Salz zugeben. Rösten, bis die Pistazien leicht braun werden und aromatisch duften. Herdplatte ausschalten und die Mischung circa 5 Minuten ein wenig abkühlen lassen. Mandel-drink hinzufügen und rühren, bis sich alles gut aufgelöst hat und eine gleichmäßige Farbe entstanden ist.

2. Vollständig abkühlen lassen.

3. Mischung in einen Mixer geben, gefrorene Avocados hinzu-fügen und mixen, bis eine weiche Eiscreme entsteht. Eis-creme in eine kleine flache Backform geben, mit Klarsichtfolie abdecken und mindestens 2 Stunden im Gefrierfach fest werden lassen. Zum Verzehr mit einem Eisportionierer oder einem großen Metalllöffel direkt aus der Form in eine Schüs-sel häufen.

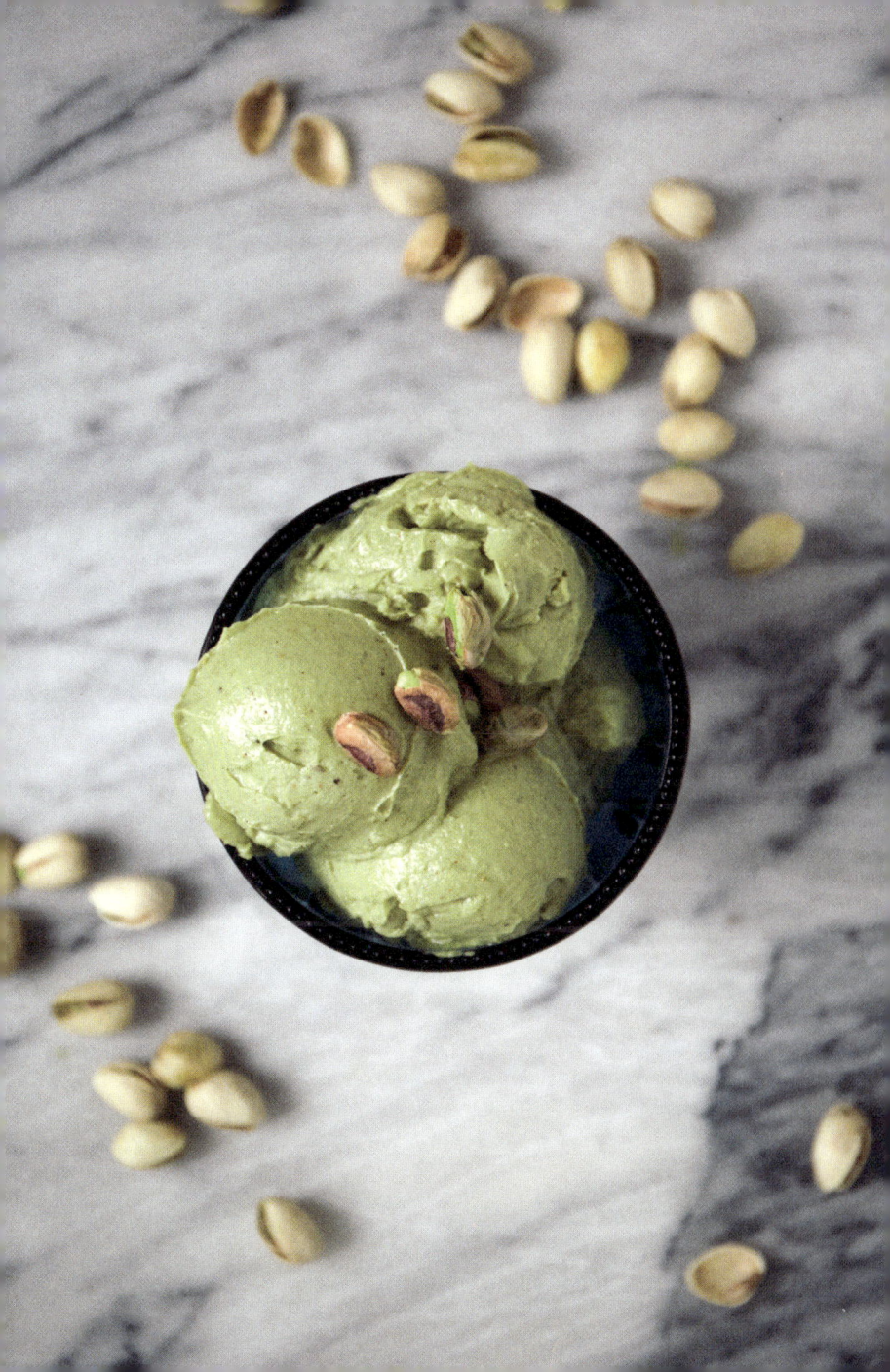

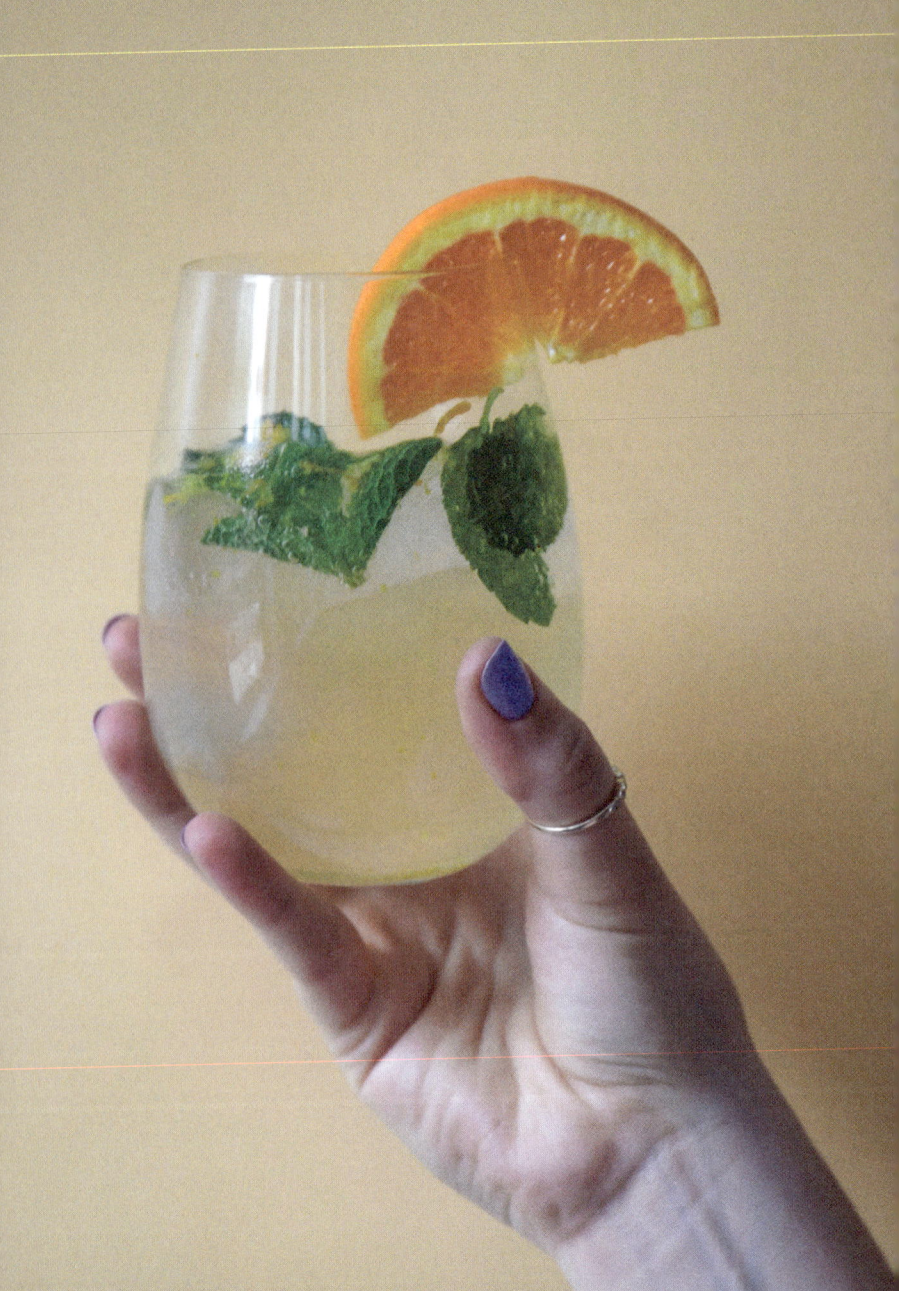

Magnesium Spritz

Wie die meisten Millenials bin ich ein absoluter Aperol-Spritz-Fan. Trotzdem versuche ich, meinen Alkoholkonsum so weit wie möglich einzuschränken, da schon ein einziger Drink mein Energielevel am nächsten Tag senkt. Deshalb habe ich angefangen, zuckerarme Mocktails zu entwickeln, die meine Lust auf etwas Farbenfrohes und Leckeres befriedigen. Diesen trinke ich aus einem großen Glas mit einem ausgefallenen Strohhalm (natürlich plastikfrei und wiederverwendbar). In diesem »Spritz« stecken Orange, Orangenbitter, Selterswasser und mein Lieblingsmagnesiumdrink mit Orangengeschmack. Wenn Sie den Abrieb einer Orange verwenden, achten Sie darauf, eine Bio-Orange zu kaufen und die Schale vor dem Reiben gründlich zu waschen.

ERGIBT 2 PORTIONEN

Zutaten

1 Orange, entsaftet

5 Spritzer Grapefruit- oder Orangenbitter

470 ml Selterswasser

350 mg Magnesiumpulver

1 Messerspitze Orangenabrieb

Zubereitung

1. Zwei Ihrer Lieblingsweingläser mit Eiswürfeln füllen.
2. Den Saft je einer Orangenhälfte in jedes Glas geben.
3. Grapefruit- oder Orangenbitter, Selterswasser, Magnesiumpulver und Orangenabrieb auf beide Gläser aufteilen.
4. Umrühren, bis alle Zutaten gut vermischt sind, und kalt genießen! Wer mag, kann das Ganze noch mit einer Orangenscheibe garnieren.

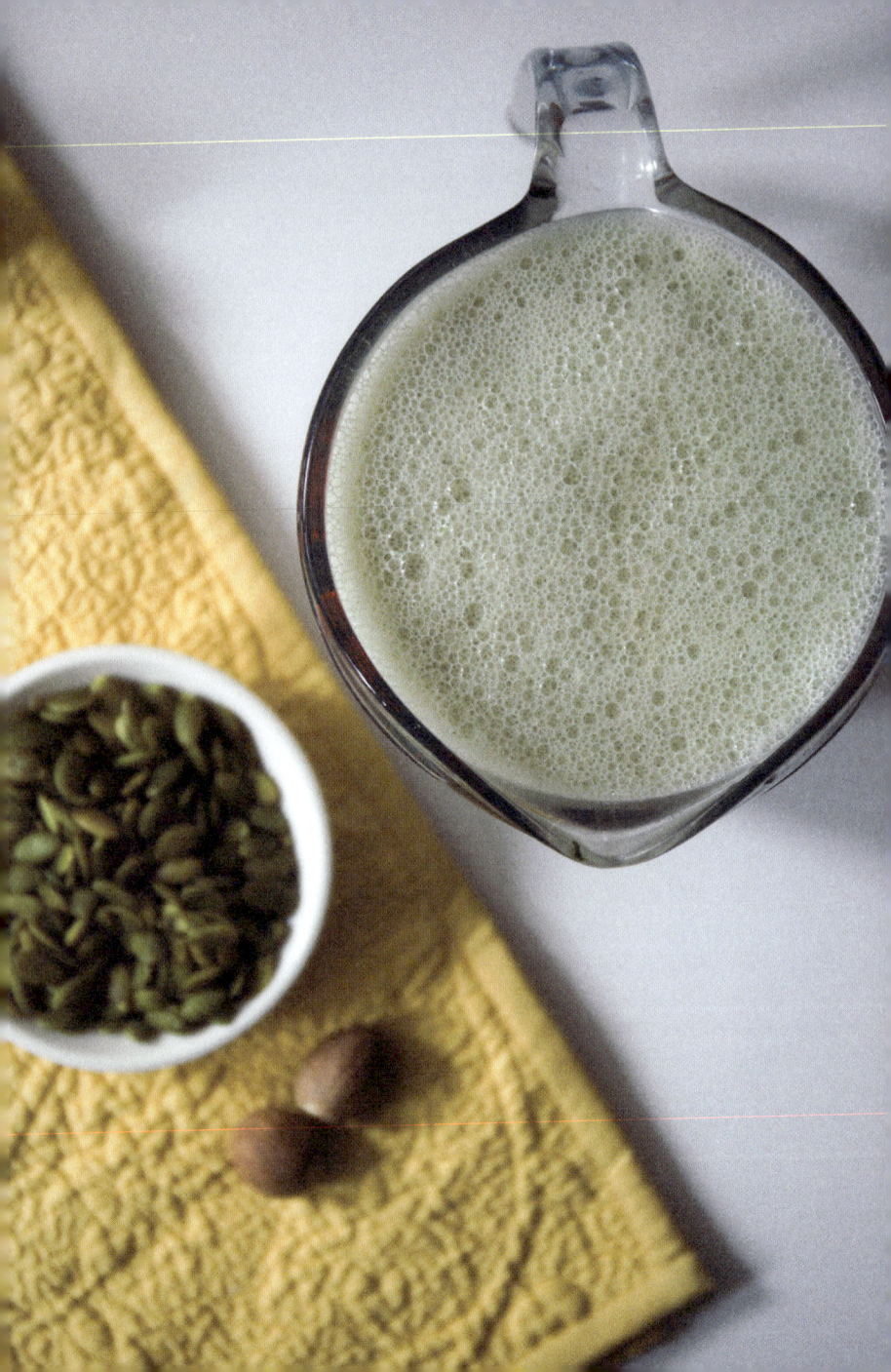

Selbstgemachter Kürbiskerndrink

Nuss- oder Samendrink selbst herzustellen ist eine großartige Möglichkeit, um die tägliche Magnesiumzufuhr sicherzustellen. Kürbiskerne gehören zu meinen Lieblingslebensmitteln und sind zufälligerweise richtig magnesiumreich: Pro Tasse enthalten sie circa 150 mg. Sie können für dieses Rezept aber auch jede andere Samen- oder Nussart verwenden. Andere magnesiumreiche Nüsse und Samen sind zum Beispiel Mandeln, Cashewkerne und Hanfsamen. Mit diesem einfachen Rezept sparen Sie sich den zugesetzten Zucker sowie die Stabilisatoren und Füllstoffe, die in vielen gekauften Nussdrinksorten stecken.

ERGIBT 4 PORTIONEN

Zutaten

1 Tasse (150 g) Kürbiskerne

1 TL Salz

2 mal 1 Liter warmes Wasser

1 große Dattel

½ TL Muskat

1 TL Vanilleextrakt

Zubereitung

1. Kürbiskerne, Salz und Wasser in ein großes Einweckglas geben und die Kerne über Nacht auf dem Küchentresen einweichen lassen. (Nicht in den Kühlschrank stellen.)
2. Kürbiskerne am nächsten Tag abgießen und vorsichtig spülen. Kerne in einen Mixer geben. Einen Liter frisches Wasser, Dattel, Muskat und Vanilleextrakt hinzufügen.
3. Auf hoher Stufe pürieren, bis das Getränk klümpchenfrei und leicht schaumig ist.
4. In einem sauberen Einweckglas mit Schraubverschluss hält sich das Getränk im Kühlschrank bis zu vier Tage. Vor dem Genuss gut schütteln.

Blutzuckerstabilisierende Zimtkugeln

Das ist mein Lieblingsrezept, wenn Stress bei mir den berühmten Heißhunger auf Süßes auslöst. Diese Kugeln sind komplett zucker-frei und prall gefüllt mit gesunden Fetten und Proteinen (großartig, um Heißhunger zu stillen) sowie magnesiumreichen Zutaten wie Cashewkernen, Chiasamen und Kakao. Das besondere Highlight ist die großzügige Prise Zimt – eine Zutat, die den Blutzucker sta-bilisiert. Bei einer Studie wurde nachgewiesen, dass Freiwillige, die vierzig Tage lang ein bis 6 Gramm Zimt pro Tag aßen, ihren Blut-zuckerspiegel um 24 Prozent senken konnten.

ERGIBT 5 PORTIONEN

Zutaten

½ TL Vanilleextrakt

2 EL Chiasamen

1 Tasse (75 g) Bio-Haferflocken

5 EL Cashew- oder anderes
   Nussmus

1 EL Kokosöl

2 TL Zimt

⅛ TL pinkes Himalaya-Meersalz

¼ TL Ingwerpulver

4 EL Goji-Beeren (optional)

Zubereitung

1. Nussmus, Vanilleextrakt, Zimt, Ingwerpulver, Salz, Hafer-flocken und Kokosöl mit einem Mixer gut vermischen.
2. Die Masse in eine Schüssel geben und Chiasamen unterheben. 45 Minuten kaltstellen und danach zu walnussgroßen Kugeln formen. In Chiasamen rollen oder mit Goji-Beeren garnieren.

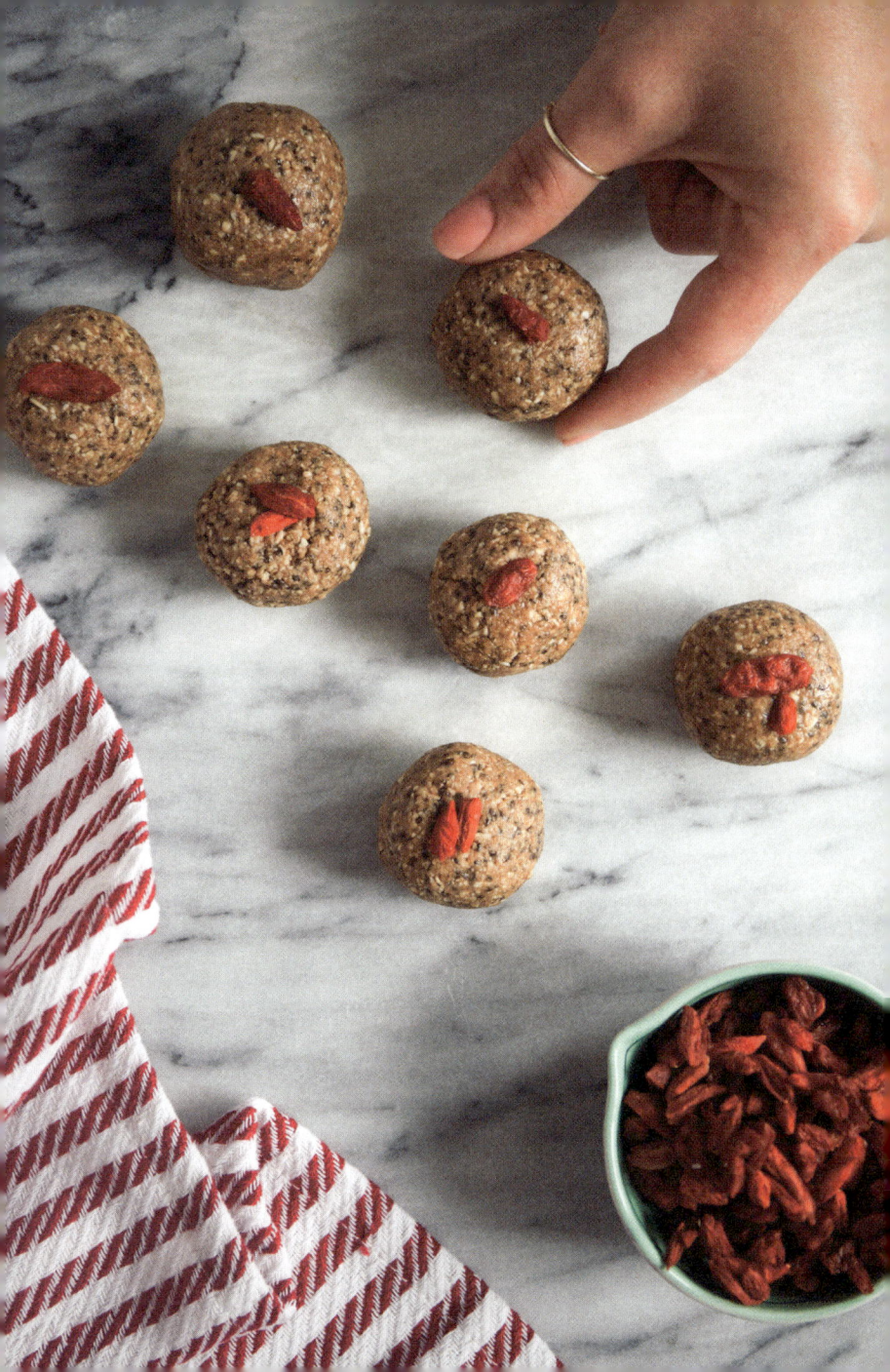

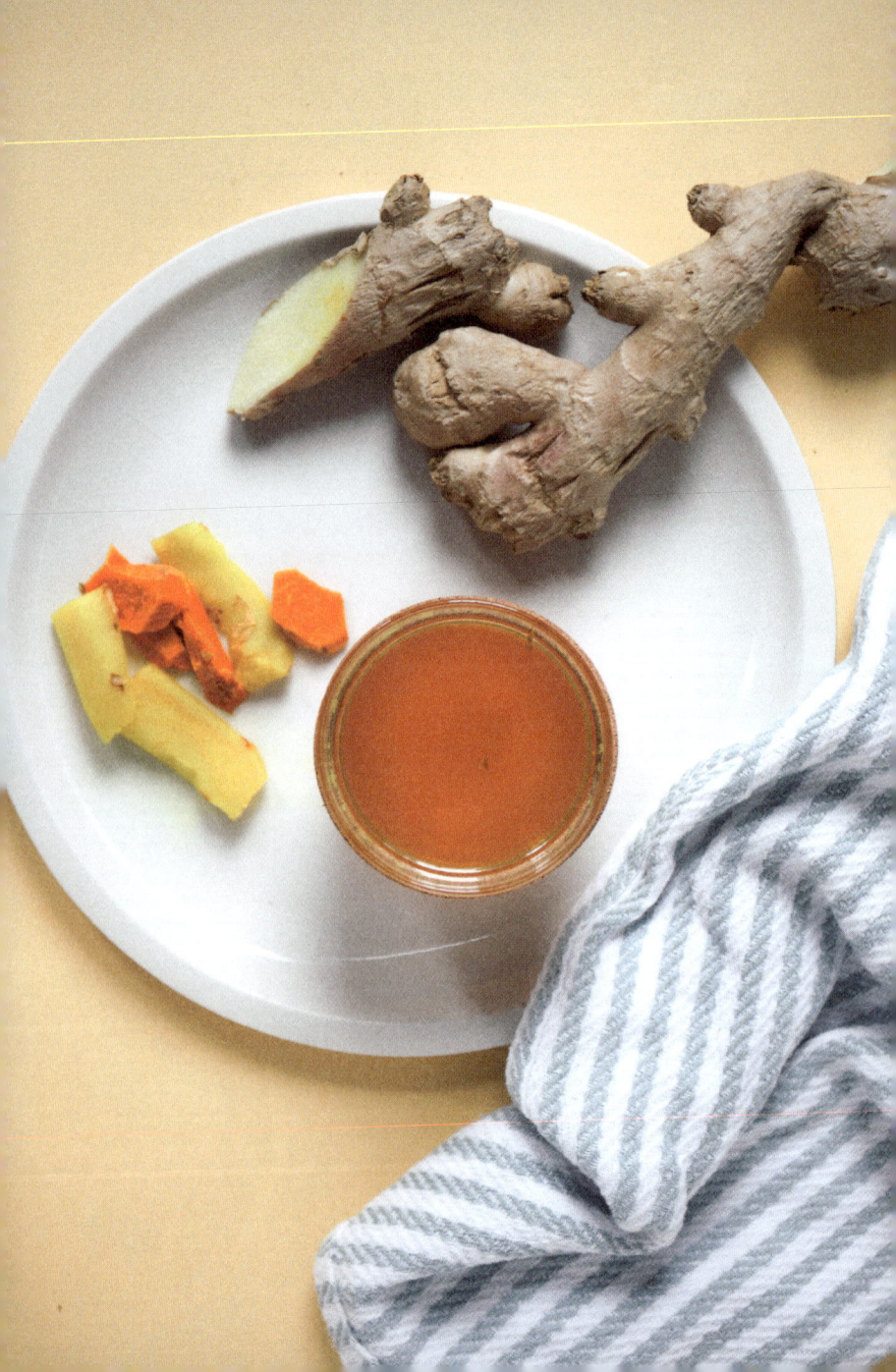

Verdauungsförderndes Tonikum für den Abend

Wenn ich dieses Rezept zubereite, fühle ich mich manchmal wie eine alte Heilerin, die in ihrer Hexenküche einen besonderen Trank zusammenbraut. Ich liebe dieses Tonikum nach einem langen Tag oder einem Restaurantbesuch mit Freunden, wenn mein Magen nach etwas mehr Aufmerksamkeit verlangt. Ingwer und Fenchel sind die Superstars unter den Verdauungshelfern, und ein bisschen gesundes Fett besänftigt und beruhigt das System. Der Honig ist optional, weil Zucker vor dem Zubettgehen eigentlich keine gute Idee ist, aber er verleiht diesem Tonikum eine leichte Süße, falls es Ihnen pur zu intensiv schmeckt.

ERGIBT 2 PORTIONEN

Zutaten

240 ml Wasser

1 frische kleine Ingwerknolle, fein gehackt

1 frische kleine Kurkumaknolle, fein gehackt

1 TL Fenchelpulver oder zerstoßene Fenchelsamen

1 TL Honig (optional)

1 TL Ghee oder Olivenöl

Zubereitung

1. Wasser in einen kleinen Stieltopf geben und bis zum Siedepunkt erhitzen. Temperatur niedrig stellen und Ingwer, Kurkuma und Fenchelsamen zugeben. Abdecken und circa 15 Minuten ziehen lassen (oder länger, wenn Sie es schärfer mögen).
2. Tonikum durch ein Sieb in eine Tasse abseihen, Honig (falls verwendet) und Ghee hinzufügen und umrühren. Nach dem Abendessen, vor dem Zubettgehen oder immer dann genießen, wenn Sie mit Blähungen oder Verdauungsstörungen zu kämpfen haben.

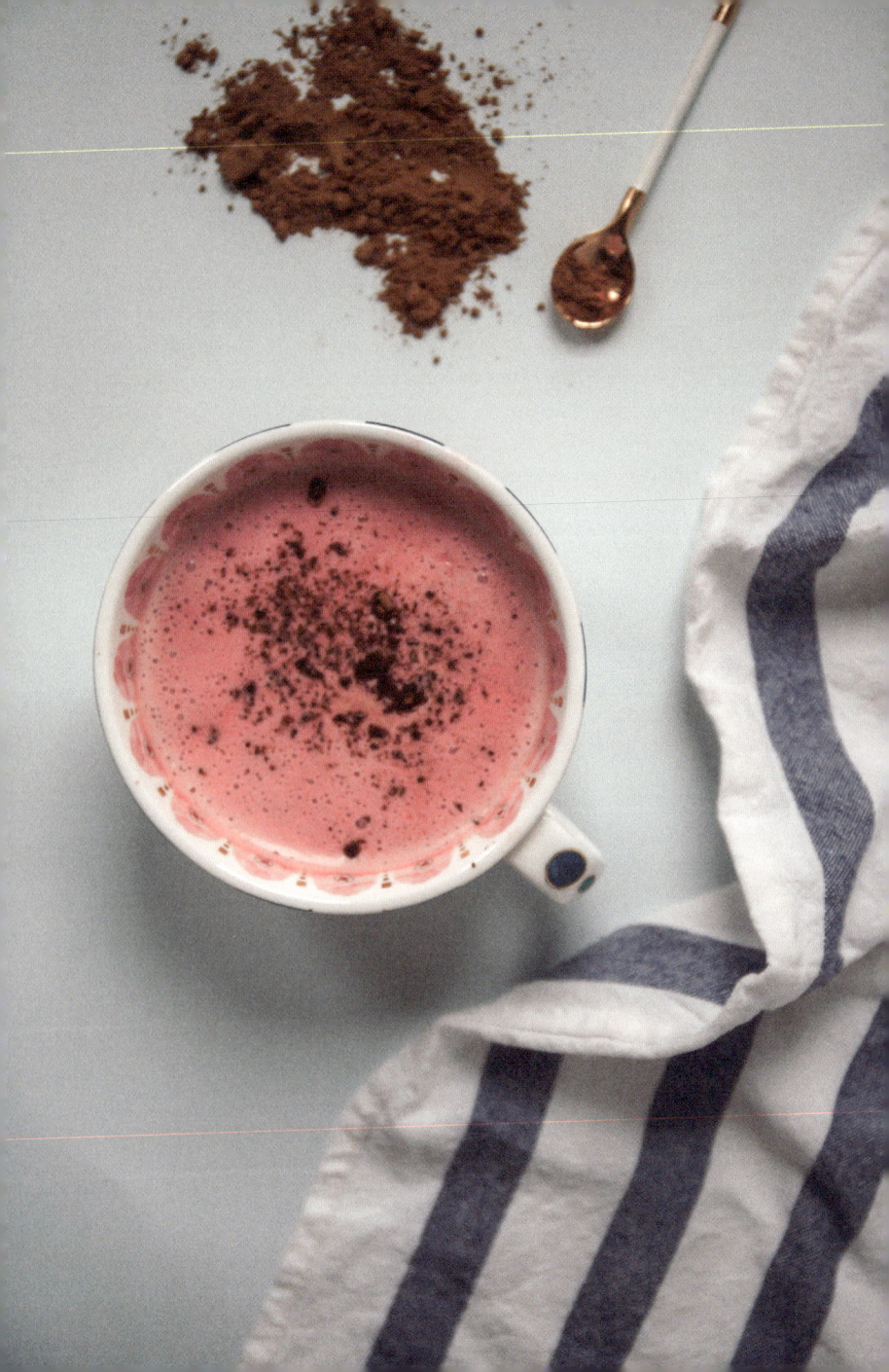

Rote-Bete-Haselnuss-Latte

Rote Bete hat ein sehr beeindruckendes Nährstoffprofil und ist deshalb eine großartige Quelle essenzieller Vitamine und Mineralstoffe wie Magnesium und Eisen. Dies ist das perfekte Getränk, wenn ich mich müde und ausgelaugt fühle, besonders während der Periode. Es ist außerdem auch praktisch: Viele Gesundheitsexperten empfehlen, während dieser Zeit im Monat auf Koffein zu verzichten, da es die sowieso schon bestehenden Symptome noch verstärken kann. Streuen Sie ein bisschen Kakaopulver über diesen Rote-Bete-Latte, und er wird zu einem fantastischen (koffeinfreien) Nachmittagsdrink mit einer leichten Nutella-Note.

ERGIBT 1 PORTION

Zutaten

1 Rote-Bete-Knolle oder 60 bis 90 ml frischen Rote-Bete-Saft

⅛ TL Mandelextrakt

240 ml Haselnussdrink

¼ TL Kakaopulver plus etwas mehr zum Garnieren

Zubereitung

1. Oberes und unteres Ende der Bete-Knolle abschneiden. Knolle halbieren. Erst eine und dann die zweite Hälfte in einen Entsafter geben und den Saft auffangen. Es sollten ungefähr 90 ml Rote-Bete-Saft herauskommen. Saft in eine Tasse oder ein Glas gießen. Der Drink ist auch optisch ein Genuss!

2. Haselnussdrink in einem kleinen Stieltopf bei niedriger Hitze erwärmen, bis er dampft. Kakaopulver und Mandelextrakt unterrühren.

3. Warmen Drink über den Rote-Bete-Saft gießen, mit Kakaopulver bestreuen und genießen.

Elektrolyt-Recovery-Drink

Wenn wir schwitzen, verlieren wir viele Elektrolyte – einschließlich Natrium, Kalium und Magnesium. Laut Forschung schwitzen wir ironischerweise umso mehr, je besser wir in Form sind. Das bestätigt auch eine in der Fachzeitschrift PLOS ONE veröffentlichte Studie mit dem Titel »Langstreckenläufer zeigen im Vergleich zu bewegungsarmen Menschen eine hochregulierte Schwitzreaktion«. Dieser Erholungsdrink ist für die Trainingstage, an denen Sie sich nach dem Sport völlig fertig fühlen und das Gefühl haben, mindestens ein paar Liter Wasser ausgeschwitzt zu haben. Er besteht aus Kokoswasser und pinkem Himalaya-Salz und hilft Ihrem Körper dabei, den Kalium- und Salzgehalt wieder aufzufüllen.

ERGIBT 1 PORTION

Zutaten

240 ml gefiltertes Wasser
⅛ TL pinkes Himalaya-Meersalz

1 gehäufter Löffel (circa 1,8 g) Magnesiumpulver
240 ml Kokoswasser
1 frische Zitrone, entsaftet

Zubereitung

1. Ein Einweckglas mit einem Viertel pinkem Salz und drei Vierteln gefiltertem Wasser füllen. Deckel aufschrauben, das Glas gut schütteln und über Nacht auf dem Küchentresen stehen lassen. (Es sollte noch etwas unaufgelöstes Salz auf dem Boden des Einweckglases sein.) Diese Mischung wird auch Solewasser genannt. Sie können sie für den späteren Gebrauch einfach in Reichweite stehen lassen.

2. Für den Recovery-Drink einen Teelöffel Solewasser in ein großes Glas geben. Magnesiumpulver, Kokoswasser und 240 ml kaltes, gefiltertes Wasser hinzufügen und umrühren. Zitronensaft dazu, nochmals umrühren und austrinken!

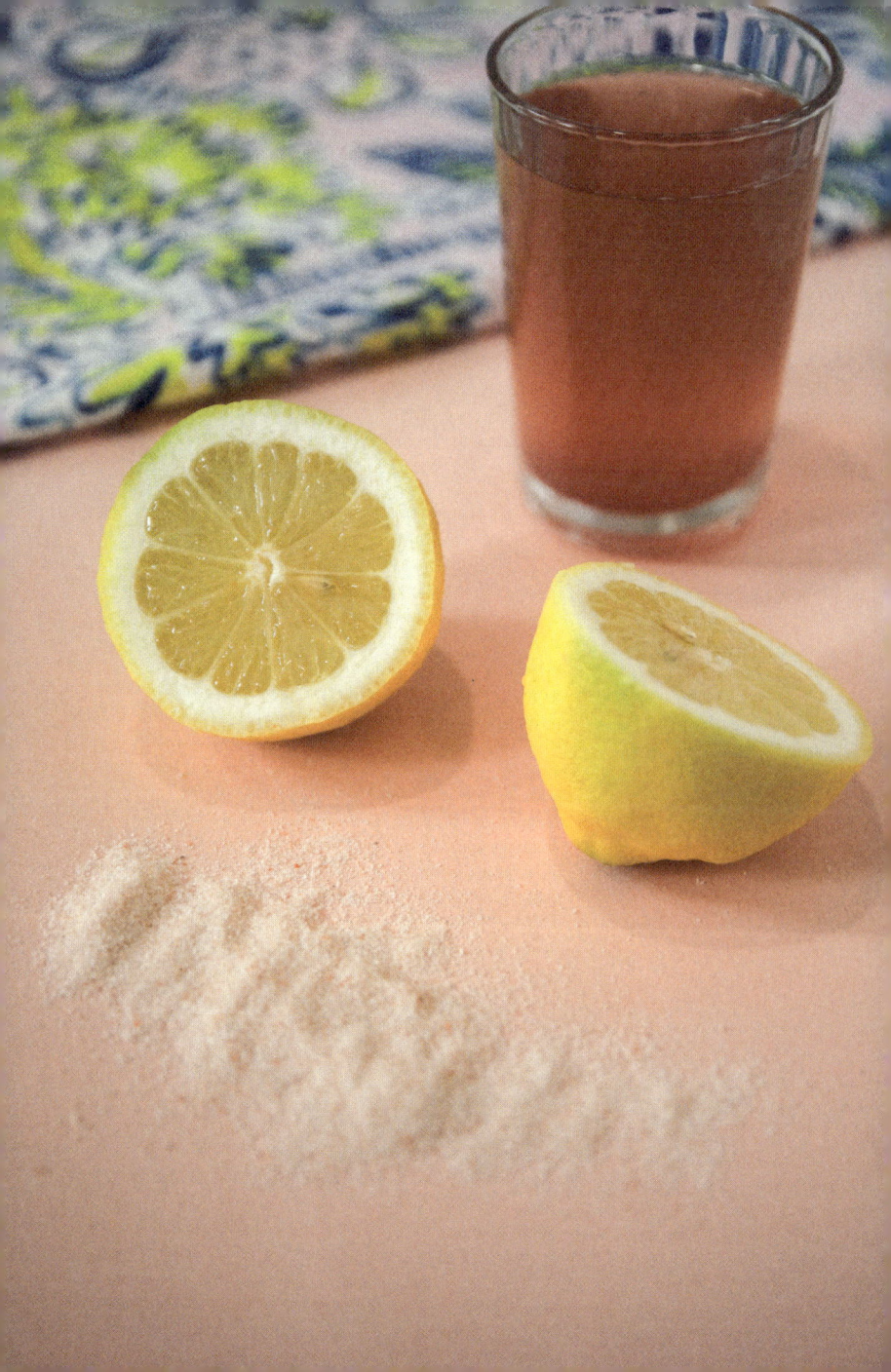

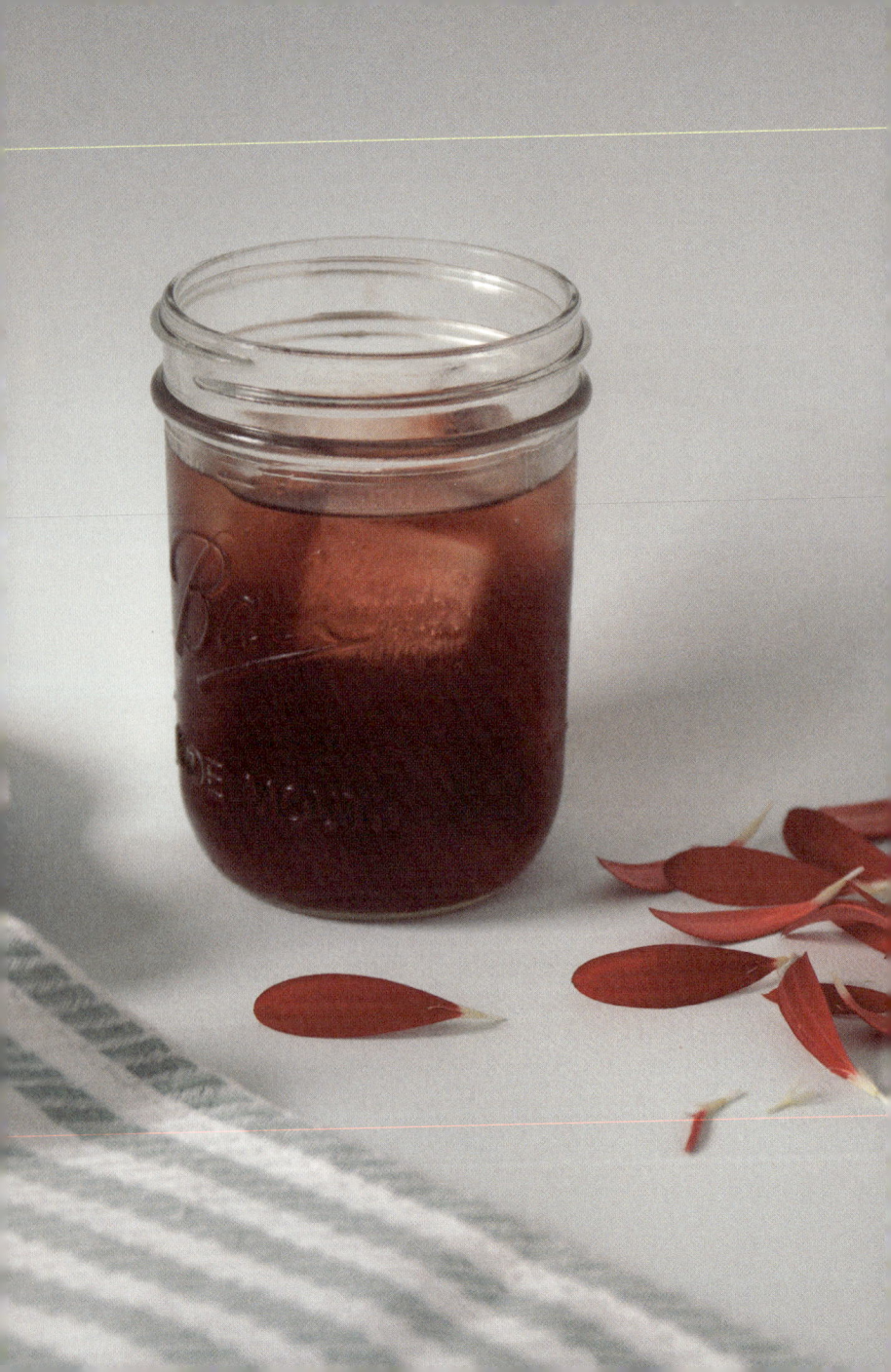

Hibiskus-Beauty-Wasser

Ich liebe den Gedanken, dass Schönheit von innen kommt und nach außen strahlt. Ich habe an mir selbst gemerkt, dass ich mich mit einer gesunden Ernährung, Zeit für Selfcare und gelebter Achtsamkeit attraktiver fühle. Dieses antioxidantien- und mineralienreiche Schönheitswasser reinigt Sie von innen und bekämpft freie Radikale, die zu einer verfrühten Hautalterung und Falten führen. Dieses Getränk enthält Hibiskus (reich an Antioxidantien, die besonders gut für die Haut sind) und flüssiges Magnesium. Ich trinke es am liebsten mit Eiswürfeln.

ERGIBT 2 PORTIONEN

Zutaten

500 ml Wasser
2 Beutel Hibiskustee
1 EL Granatapfelpulver
1 Dosis geschmacksneutrales, flüssiges Magnesium

(Die exakte Dosierung ist abhängig vom jeweiligen Produkt. Sie entnehmen sie am besten der Packungsbeilage.)

Zubereitung

1. Einen Stieltopf mit 500 ml Wasser füllen. Wenn das Wasser köchelt, Herdplatte ausmachen und Hibiskus-Teebeutel hineingeben. Abgedeckt ziehen lassen, während das Wasser abkühlt.

2. Für das Beautygetränk eine Tasse Hibiskustee in ein Glas mit Eiswürfeln oder eiskaltem Wasser gießen. Sie können den restlichen Tee zur späteren Verwendung in einem Einweckglas im Kühlschrank aufbewahren. Granatapfelpulver und flüssiges Magnesium ins Glas geben, gut umrühren und genießen!

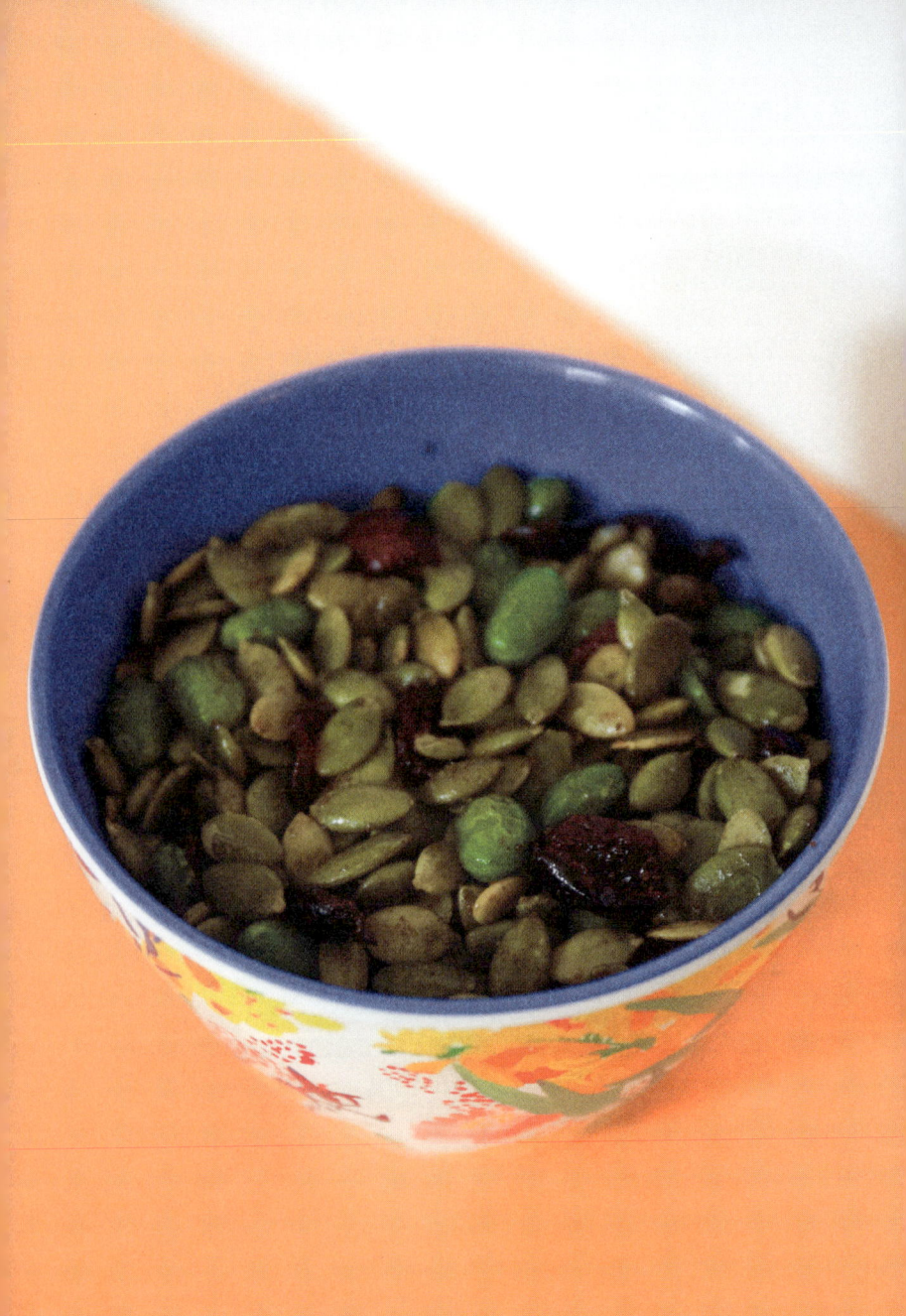

Nussfreies Studentenfutter

Nüsse sind eine großartige Magnesiumquelle, aber für manche Menschen schwer verdaulich. Ich selbst habe vor ein paar Monaten aufgehört, Nüsse zu essen, und habe das Gefühl, dass sich meine Verdauung seitdem wirklich verbessert hat. Seitdem halte ich immer nach Snacks Ausschau, die nicht aus einer Handvoll Cashewkernen, einem Löffel Nussmus oder einem Müsliriegel bestehen, der unweigerlich Mandeln oder Erdnüsse enthält. Dieses nussfreie Studentenfutter ist eine fantastische kleine Zwischenmahlzeit und kann schnell auf einem Backblech gezaubert werde. Es hat genau die richtige unwiderstehliche Geschmackskombination aus süß und salzig. Sowohl die Edamame wie auch die Kürbiskerne sind sehr magnesiumreiche Zutaten.

ERGIBT 2 PORTIONEN

Zutaten

1 Tasse geschälte Edamame (aufgetaut oder roh)

1 Tasse Kürbiskerne

1 EL Ghee (mit Vanillearoma)

1 TL Zimt

2 Prisen pinkes Himalaya-Meersalz

½ TL brauner Bio-Kokosblütenzucker

½ Tasse getrocknete Cranberrys (ohne Zucker)

Zubereitung

1. Ofen auf 180° C vorheizen und ein Backblech mit Backpapier auslegen.

2. Edamame, Kürbiskerne, Ghee, Zimt, Salz und Kokosblütenzucker in eine große Schüssel geben und gut vermischen.

3. Masse auf dem Backblech verteilen und circa 10 Minuten im Ofen rösten, bis die Edamame schön gebräunt sind und die Kürbiskerne aromatisch duften. Cranberrys hinzufügen und weitere 5 bis 7 Minuten rösten.

4. Aus dem Ofen nehmen und vor dem Genuss einige Minuten abkühlen lassen.

Himbeer-Buchweizen-Overnight-Oats

Um meine Magnesiumzufuhr zu erhöhen und meine Gesundheit generell zu verbessern, mache ich gern Overnight Oats und Chiapudding. Das Beste an diesen Rezepten ist, dass sie fast keine Arbeit machen – ich muss einfach nur ein paar Zutaten kombinieren und sie dann über Nacht stehen lassen. Buchweizen ist eine meiner allerliebsten Lieblingszutaten. Er hat eine kräftige Nussnote und ist in diesem Rezept der perfekte Gegenpart zur milden Süße der Himbeeren.

ERGIBT 1 PORTION

Zutaten

4 EL glutenfreie kernige Haferflocken
4 EL Buchweizenschrot
½ Tasse frische Himbeeren
180 ml Pflanzendrink Ihrer Wahl

1 EL gehackte Walnüsse oder Nüsse Ihrer Wahl als Topping
1 TL Honig als Topping

Zubereitung

1. Haferflocken und Buchweizenschrot über Nacht in warmem Salzwasser einweichen. Am nächsten Morgen abgießen und spülen.
2. Das eingeweichte Getreide mit den Himbeeren in ein Schraubglas schichten. Den Pflanzendrink darüber gießen und das Ganze mit ein paar aufgehobenen Himbeeren, den gehackten Walnüssen und dem Teelöffel Honig krönen.
3. Glas über Nacht oder mindestens 8 Stunden in den Kühlschrank stellen.
4. Am Morgen einfach einpacken und los! Aber Achtung: Löffel nicht vergessen!

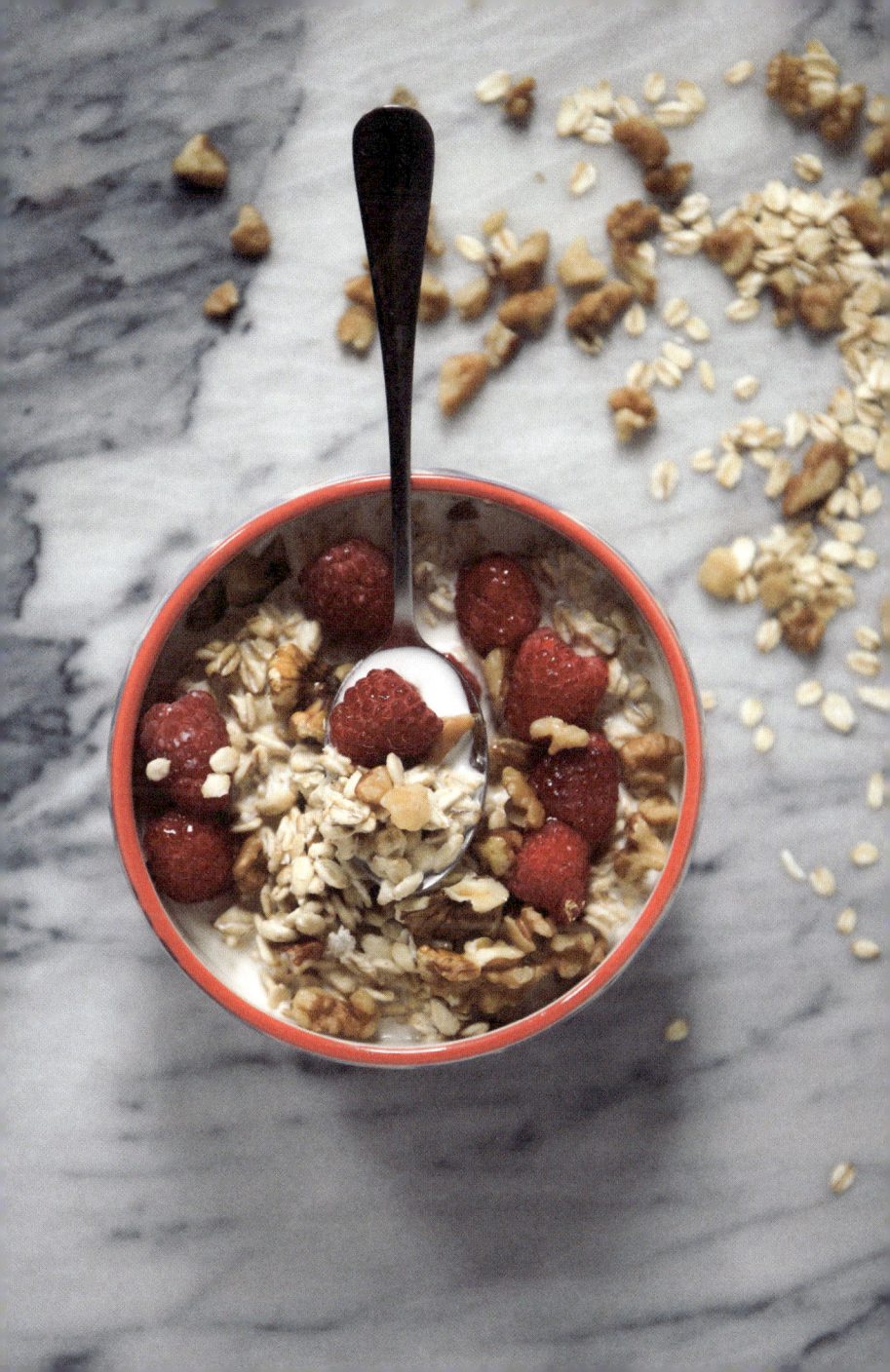

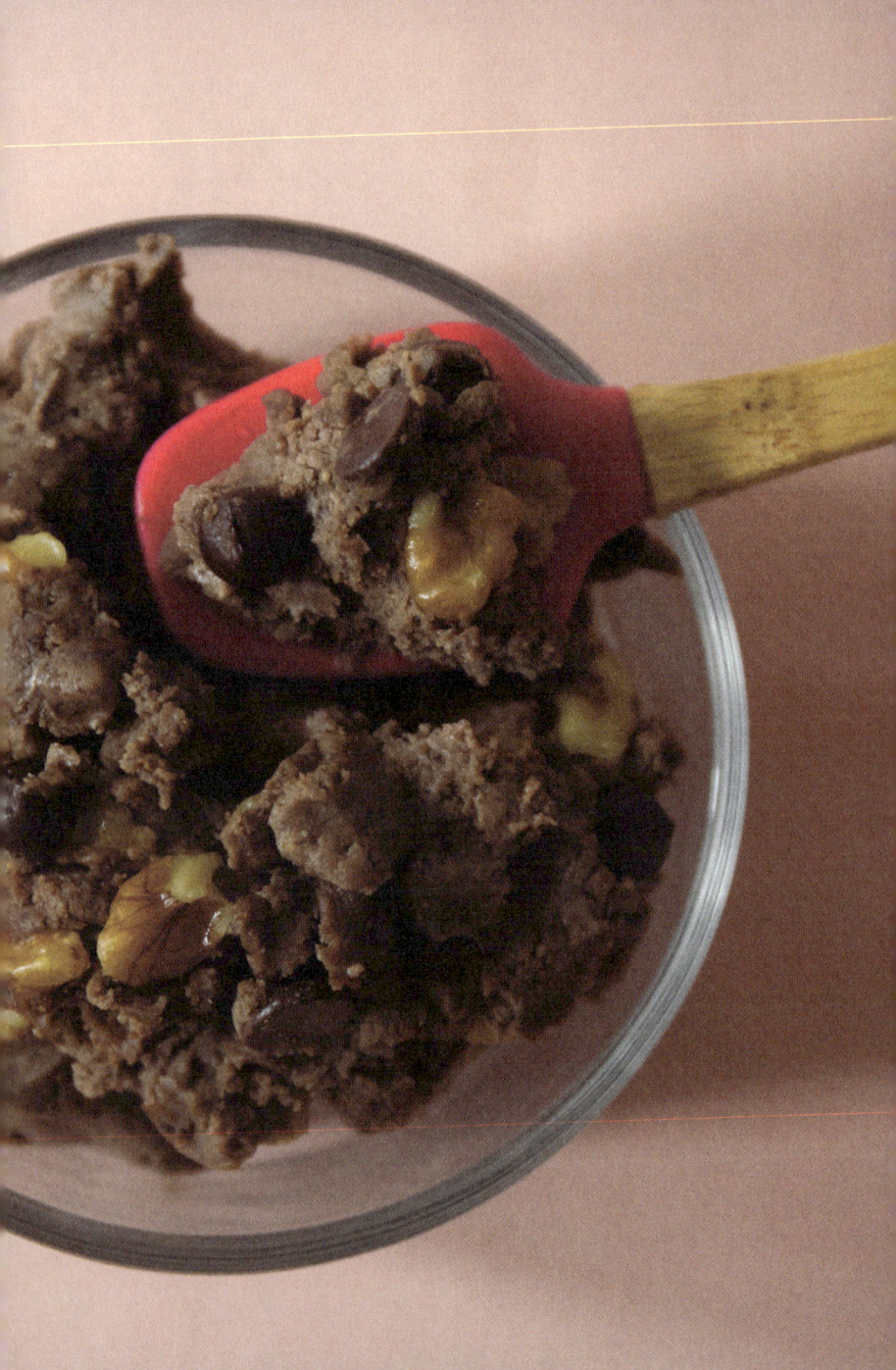

Schwarze-Bohnen-Brownie-Teig

Schwarze Bohnen haben einen hohen Magnesiumgehalt und sind sehr ballaststoffreich. Nutzt man diese als Basiszutat im Keks- oder Brownieteig, verwandelt sich dieses Naschwerk in ein äußerst gesundes Nahrungsmittel. Dieses Rezept enthält nur ganz wenig Zucker, sodass die Brownie-Masse wirklich der perfekte Nachmittagssnack ist. Aber Achtung: Für dieses Rezept brauchen Sie eine Küchenmaschine!

ERGIBT 2 PORTIONEN

Zutaten

1 Dose (400 g) schwarze Bohnen, abgegossen und gespült

1½ TL Kakaopulver

250 g Cashewmus

½ TL reiner Vanilleextrakt

2 große Datteln oder ¼ EL Dattelsirup (ohne Zucker)

120 g dunkle Schokotropfen

¼ TL Meersalz

50 g gehackte Walnüsse

Zubereitung

1. Schwarze Bohnen, Kakaopulver, Cashewmus und Vanilleextrakt in der Küchenmaschine glatt und cremig pürieren.
2. Teig mit einem Teigschaber in eine große Schüssel geben. Schokotropfen, Meersalz und Walnüsse unterheben. Schüssel abdecken und 2 Stunden im Kühlschrank kaltstellen.
3. Schüssel aus dem Kühlschrank nehmen und Teig zur weiteren Aufbewahrung im Kühlschrank entweder in einen Glasbehälter geben oder zu mundgerechten Teigbällchen formen.

Cremiger Mango-Chiapudding

Chiapudding und Overnight Oats sind meine Lieblingsoptionen für faule Tage. Dieses Rezept finde ich besonders lecker. Wenn ich morgens vergesse, den Pudding mit zur Arbeit zu nehmen, schmeckt er mir abends auch als Dessert sehr gut. Er ist die perfekte Kombination aus süß-säuerlich und cremig und dabei nicht zu süß. Garnieren Sie ihn mit ein paar Mangoscheibchen und Kokosflocken und fühlen Sie sich für ein paar Momente in ein tropisches Urlaubsparadies versetzt.

ERGIBT 1 PORTION

Zutaten

150 g gefrorene Mango
½ TL Ingwerpulver
250 g Bio-Kefir

2 EL Chiasamen
1 EL Bio-Kokosflocken

Zubereitung

1. Mango, Ingwerpulver und Kefir in einen Mixer geben und auf hoher Stufe glatt pürieren. Beiseitestellen.
2. Chiasamen in ein mittelgroßes Schraubglas geben. Mischung aus dem Mixer dazurühren. Zuschrauben und ab in den Kühlschrank damit. Nach ein paar Stunden die Masse erneut durchrühren. Chiapudding über Nacht im Kühlschrank eindicken lassen und vor dem Genuss mit Kokosflocken bestreuen.

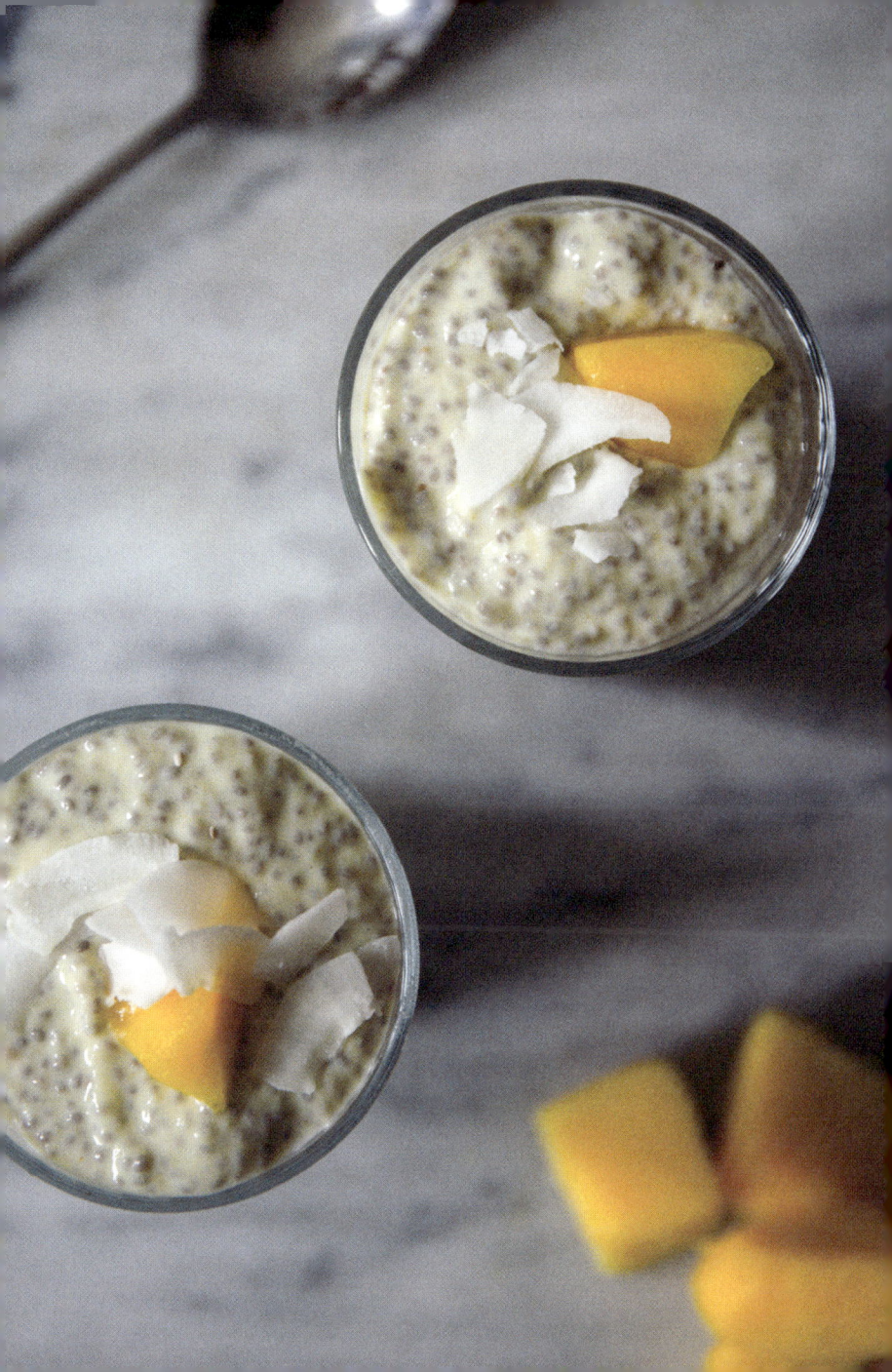

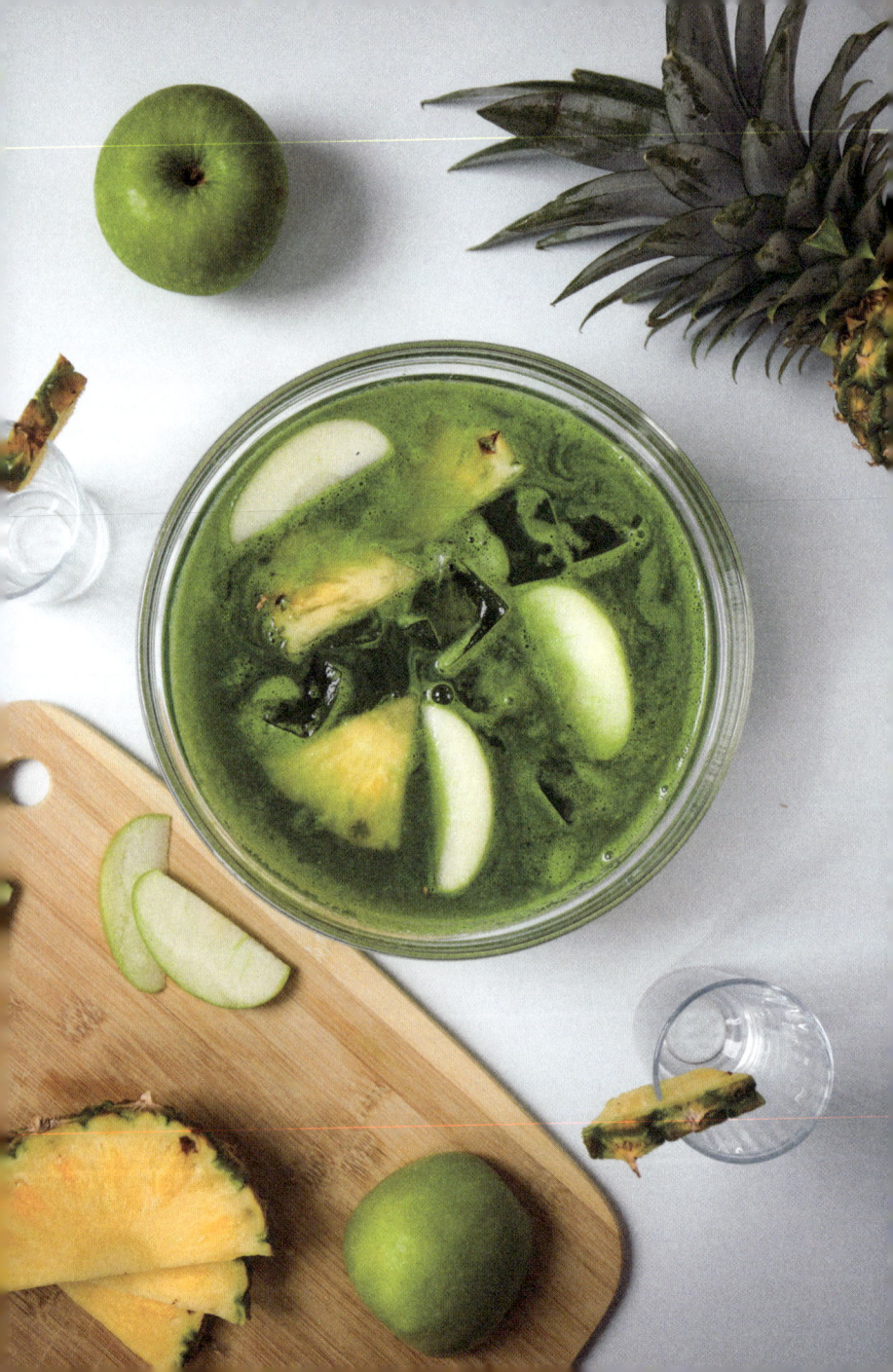

Grüner Punsch

Wenn Sie Ihre Freunde bei der nächsten Party schockieren (und dann begeistern) wollen, ist dieses Rezept genau das Richtige für Sie. Alkohol kann dem Körper Magnesium entziehen, und das ist gar nicht gut! Wenn Sie eine gesunde Beziehung zu Alkohol haben und dem Vitamin-, Mineralstoff- und Antioxidantienhaushalt Ihres Körpers einen Boost verleihen möchten, probieren Sie es mit dieser Kombination aus Alkohol und gesundem grünem Powersaft. Sie können den Saft selbst machen oder ihn bei Ihrer Lieblingssaftbar kaufen. Mischen Sie ihn einfach mit Ihrem Lieblingswodka, fügen Sie ein paar Eiswürfel und kaltes Wasser hinzu, und voilà – fertig ist der Punsch! Bereiten Sie ihn in einer Punschschüssel oder der größten Kanne zu, die Sie haben.

ERGIBT 8 PORTIONEN

Zutaten

700 ml grüner Saft (gekauft oder selbst entsaftet aus Grünkohl, Zitrone, Ingwer und grünen Äpfeln)

500 ml Ananassaft

240 ml kaltes Wasser

2 Tassen Eiswürfel

230 ml Ihres Lieblingswodkas

½ grüner Apfel, in dünne Scheibchen geschnitten, zum Garnieren

Zubereitung

1. Alle Zutaten außer Wodka und Apfelscheibchen in einer Punschschüssel vermischen. Nach Geschmack Wodka einrühren.
2. Apfelscheiben zur Dekoration in die Schüssel geben.

9

Selfcare mit Magnesium

Zeit zum Entspannen! Die Rezepte auf den nächsten Seiten sollen Ihnen dabei helfen, die vielen gesundheitlichen Vorteile von Magnesium voll auszukosten. Sie sollen Sie auch dazu ermuntern, sich mehr Zeit für sich selbst zu nehmen. Praktischerweise ist transdermales Magnesium sehr vielseitig einsetzbar, sodass Sie eine große Auswahl an Cremes und Ölen zur Verfügung haben. Ich werde ganz ehrlich mit Ihnen sein: In diesem Kapitel verfolge ich eine geheime Mission. Ich will Ihnen dabei helfen, weniger verschreibungspflichtige und frei verkäufliche Medikamente einzunehmen.

DEN GEBRAUCH FREI VERKÄUFLICHER MEDIKAMENTE MIT MAGNESIUM REDUZIEREN

Wir alle kennen die vielen Nebenwirkungen häufiger verschreibungspflichtiger Medikamente wie Schmerzmittel, Psychopharmaka und Amphetamine. Etwas weniger bekannt sind die vielen Nebenwirkungen frei verkäuflicher Medikamente. Wenn Sie der Sache genau auf den Grund gingen, wären Sie vermutlich geschockt: Der langfristige Gebrauch von Anticholinergika (dazu gehört beispielsweise der Wirkstoff Diphenhydramin) wurde mit einem erhöhten Demenzrisiko in Zusammenhang gebracht. Durch NSAR (nichtsteroidale Entzündungshemmer, das sind beispielsweise Medikamente mit dem Wirkstoff Ibuprofen) hervorgerufene Magenblutungen sind ein weiterer häufiger Grund, warum Menschen in die Notaufnahme müssen. In den USA werden jedes Jahr circa 103.000 Krankenhausaufenthalte und 16.500 Todesfälle mit einem langfristigen Gebrauch von NSAR in Zusammenhang gebracht. Medikamente gegen Säurereflux wurden mit einem gravierenden Nährstoffmangel assoziiert, und Erkältungs- und Hustenmittel können mit allen möglichen anderen Medikamenten interagieren und sind gefährlich, wenn sie mit Alkohol kombiniert werden.

Ich möchte Ihnen keine Angst einjagen, sondern nur darauf hinweisen, dass auch ein frei verkäufliches Schmerzmittel nicht hundertprozentig sicher ist. Sie sollten wissen, welche Risiken die frei verkäuflichen Medikamente in Ihrem Medizinschränkchen bergen – vor allem, wenn Sie sie regelmäßig einnehmen. Mein Ziel ist nicht, Sie mit diesen Rezepten davon zu überzeugen, dass alle frei verkäuflichen oder verschreibungspflichtigen Medikamente wirkungslos sind oder Sie sie um jeden Preis vermeiden sollten. Stattdessen möchte ich, dass Sie in Erwägung ziehen, in vielen Situationen zuerst ein natürliches Mittel auszuprobieren. Glücklicherweise ist Magnesium bei alltäglichen Schmerzen und allen möglichen Gesundheitsbeschwerden ein großartiger natürlicher Wirkstoff. Ein Bittersalzbad oder eine Schläfenmassage sind für mich oft ein guter

Ersatz für ein frei verkäufliches Schmerzmittel. Ich überlasse es Ihnen zu entscheiden, was bei Ihnen am besten funktioniert.

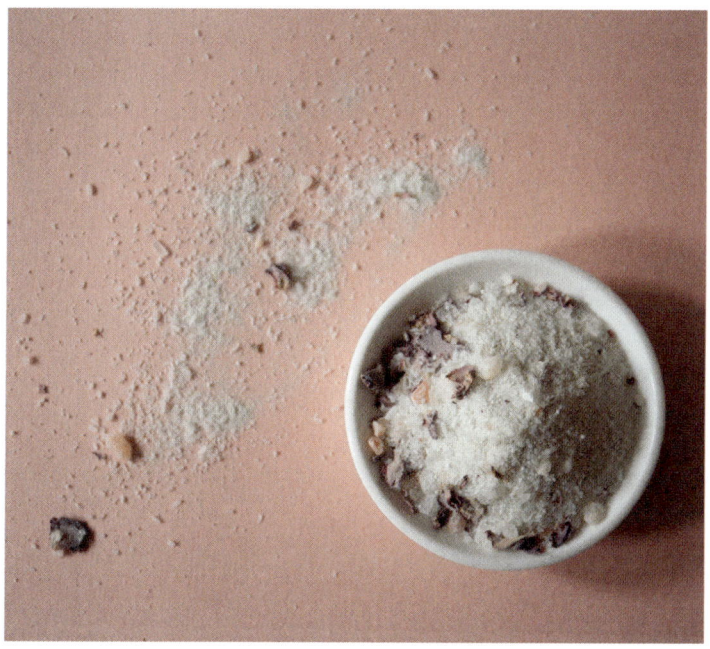

DIE RICHTIGE DOSIERUNG VON TRANSDERMALEM MAGNESIUM UND BITTERSALZEN

Wie dosiert man Bittersalze, Magnesiumöl und andere äußerlich angewandte Produkte? Normalerweise empfehle ich pro Bad ein bis 2 Tassen Bittersalz oder Magnesiumchlorid. Das hört sich nach einer ganzen Menge an. (Jetzt wissen Sie, warum die Tüten, in denen die Salze verkauft werden, so riesig sind!) Sie sollten bei der Menge aber nicht knausern, da Sie sonst nicht von der vollen positiven Wirkung profitieren. Zum Glück sind Bittersalze recht günstig, also müssen Sie nicht zu sparsam damit umgehen.

Bei Magnesiumcremes und -öl lautet die Faustregel, stets den Anweisungen auf den Etiketten der jeweiligen Produkte zu folgen. Meistens handelt es sich um circa vier Spritzer oder Sprühstöße Magnesiumöl und ¼ bis höchstens ein Teelöffel Magnesiumgel, -lotion oder -creme. In der Regel steht auf den Packungsbeilagen ganz genau, wie viel Magnesium ein Pump- oder Sprühstoß enthält, sodass man sich gut errechnen kann, wie viel pro Rezept nötig ist. Die gute Nachricht ist, dass die häufigste Nebenwirkung einer Magnesiumüberdosierung – Durchfall – bei transdermalem Magnesium überhaupt nicht auftritt.

Noch eine Sache, bevor es mit den Rezepten weitergeht: Viele der folgenden Badrezepte enthalten ätherische Öle. Diese können aber nicht einfach so ins Badewasser geträpfelt werden. Es ist immer am besten, ätherische Öle vor der Zugabe zum Badewasser mit einem Trägeröl zu verdünnen, da sie oft hoch konzentriert sind und einige unverdünnt zu starken Hautreizungen führen können. Eine gute Faustregel lautet, 3 bis 10 Tropfen des jeweiligen ätherischen Öls mit einem Esslöffel Trägeröl wie zum Beispiel Kokos-, Jojoba-, Oliven-, Aprikosenkern- oder Mandelöl zu vermischen, bevor Sie es zum Bad geben. In den meisten Reformhäusern oder Gesundheitsläden stehen diese Trägeröle gleich neben den ätherischen Ölen. Sie können sie aber auch im Internet bestellen. *Noch eine Warnung:* Achten Sie darauf, Ihre Badewanne nach dem Baden gründlich zu säubern, da wegen eventuell zurückbleibender Ölreste sonst eine enorme Rutschgefahr besteht.

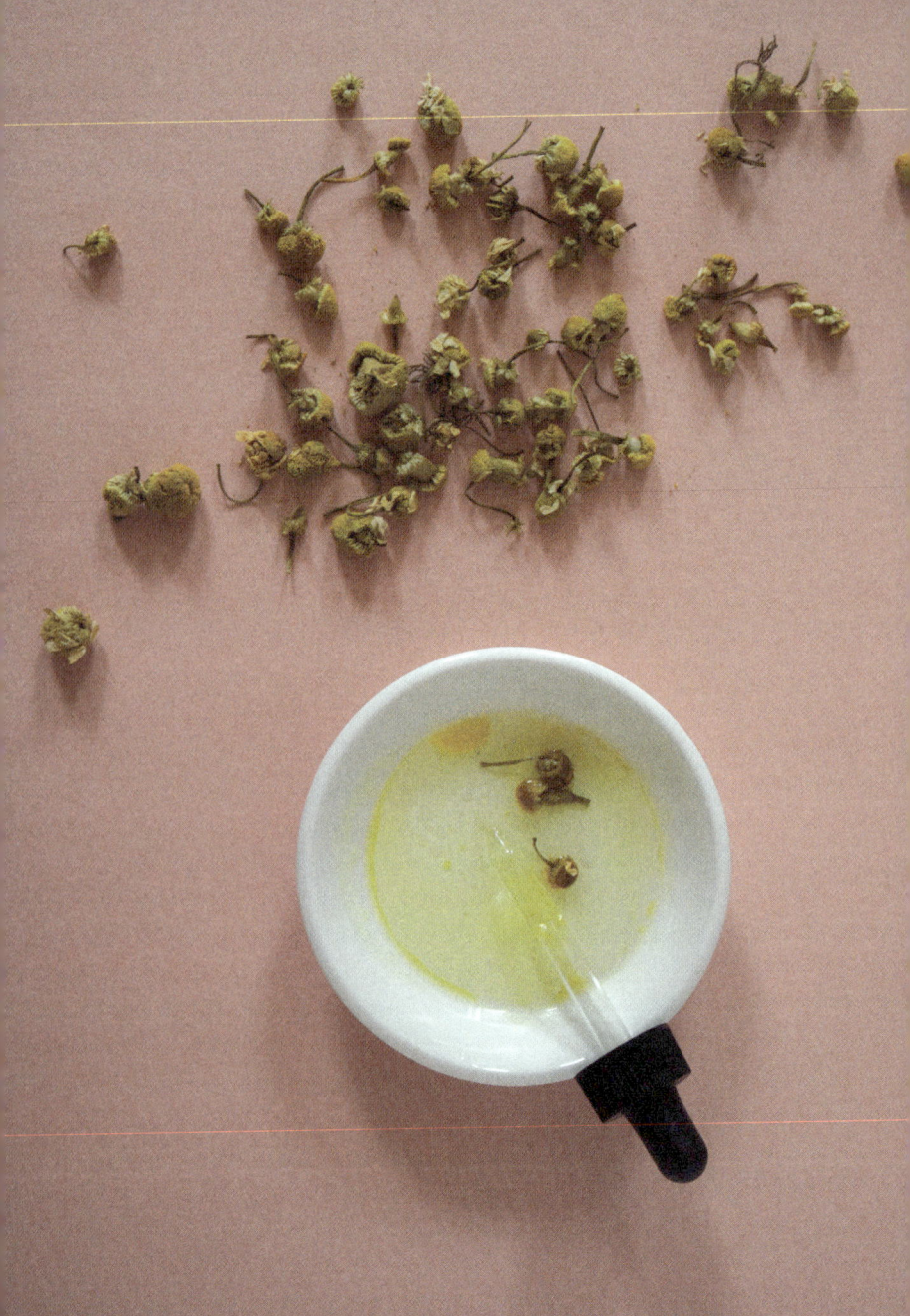

Kamillen-Körperöl

Was ist das Entspannendste im ganzen Universum? Ich finde, wenn man sich nach einem langen Tag nach dem Duschen von Kopf bis Fuß mit einem wunderbar duftenden Körperöl einreibt. Die Kamille und das Magnesiumöl verwandeln dieses Ritual in eine noch wohltuendere Erfahrung. Ein Viertel der gesamten Mischung enthält circa 100 mg Magnesiumchlorid. Sie können es nach dem Zusammenmischen in einer 120 ml fassenden, schön getönten Glasflasche mit Sprühaufsatz aufbewahren.

ERGIBT 1 ANWENDUNG

Zutaten

400 mg Magnesium zur äußeren Anwendung (auf der Packungsbeilage steht der Magnesiumgehalt des jeweiligen Produkts)

4 Tropfen flüssiger Kamillenextrakt

60 ml Trägeröl Ihrer Wahl

Zubereitung

1. Magnesiumöl und Kamillenextrakt in eine 120-ml-Glasflasche mit Sprühaufsatz geben und vermischen. Bis zum Rand mit dem Trägeröl füllen.
2. Flasche vor dem Gebrauch gut schütteln. Öl vor dem Zubettgehen auf Füßen, Beinen, Armen und Nacken in die Haut einmassieren. Es könnten sich ein paar weiße Rückstände auf Ihrer Haut bilden – das ist nur überschüssiges Salz und lässt sich leicht in der Dusche oder mit einem Waschlappen abwaschen.

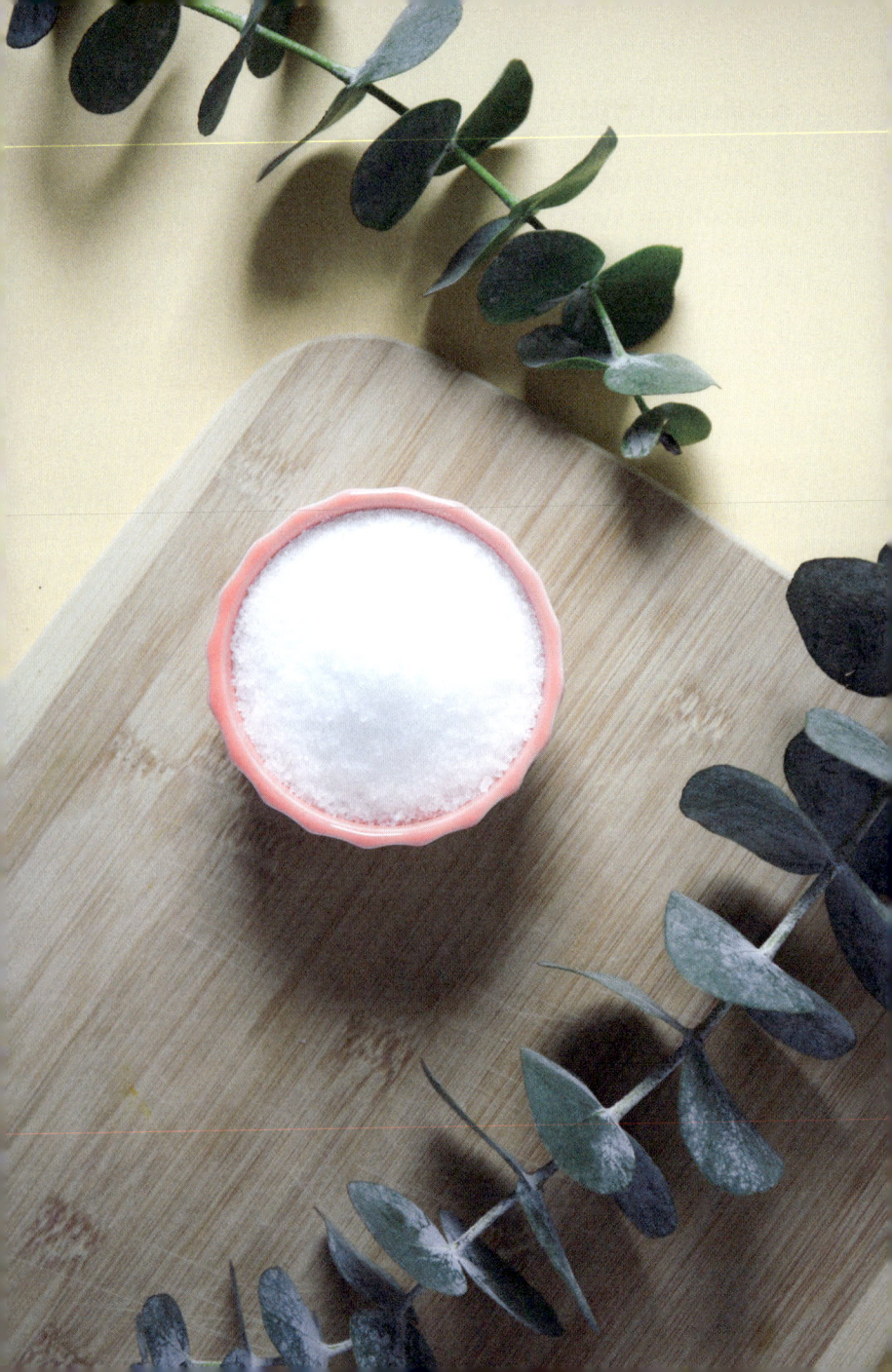

Guten-Abend-Fußbad

Ich lebe nun schon seit Jahren in New York, und trotzdem habe ich mich noch immer nicht an meine schmerzenden Füße am Abend gewöhnt: viel stehen und gehen und das alles in den vermeintlich unverzichtbaren Stilettos. Nach einem langen Tag fühlen sie sich einfach total müde an. Unsere Füße leisten jeden Tag so viel! Zeit, sie ein bisschen zu verwöhnen! Eine meiner Freundinnen ist von dem Thema Fußgesundheit regelrecht besessen (ja, wirklich). Neben diesem entspannenden Fußbad empfiehlt sie, regelmäßig die Schuhe zu wechseln und die Füße abends mit einem Tennisball zu massieren (am besten, während Sie das Wasser für dieses Fußbad aufwärmen).

ERGIBT 1 ANWENDUNG

Zutaten

1 Tasse Magnesiumsulfat- oder Magnesiumchloridsalz

3 Tropfen ätherisches Eukalyptusöl

3 Tropfen ätherisches Neroliöl

1 EL Trägeröl

Zubereitung

1. Etwas Wasser auf dem Herd erwärmen oder das Wasser, wenn es heiß genug ist, direkt aus dem Hahn in eine ausreichend große Wanne lassen. (Sie können auch einen Stuhl neben Ihre Badewanne stellen und Ihre Füße in die Wanne baumeln lassen.)
2. Magnesiumsalz, ätherische Öle und Trägeröl hineingeben.
3. Mit einem Holzlöffel oder der Hand umrühren, bis sich das Salz vollständig aufgelöst hat.
4. Füße 15 bis 20 Minuten im Bad entspannen lassen. Bei Bedarf mehr warmes Wasser zugeben.

CBD-Magnesium-Massageöl

Ich weiß nicht, wie es Ihnen geht, aber mein Nacken schmerzt immer. Ob Reisen, Arbeit, Training oder andere Freizeitaktivitäten (Hallo, Beachvolleyball!) – mein Nacken scheint ständig überbeansprucht zu werden. Unter Stress und Anstrengung verspannen sich bei mir schnell Schultern, Nacken und Kiefer. Wenn Ihnen das auch so geht, lassen Sie uns gemeinsam proaktiv dagegen vorgehen und diese Muskeln entspannen und verwöhnen. Seit ich diese fantastische Kombination aus Magnesium und CBD-Öl entdeckt habe, verwende ich sie jede Nacht vor dem Zubettgehen und manchmal auch morgens. Es hilft wirklich!

ERGIBT 1 ANWENDUNG

Zutaten

1 rund 5-Cent-große Dosis hanfbasiertes Full-Spectrum-CBD-Öl, das zur äußeren Anwendung geeignet ist und auf Wirksamkeit, Reinheit und Qualität getestet wurde

1 Dosis Magnesiumchloridcreme (die exakte Dosierung hängt von der Marke ab, die Sie verwenden)

5 Tropfen ätherisches Lavendelöl

Zubereitung

1. CBD-Öl, Magnesiumcreme und ätherisches Öl in die Handfläche geben und verreiben, bis alles gut miteinander vermischt ist.
2. In den Nacken, Kiefer-, Schulter- und oberen Rückenbereich einmassieren.

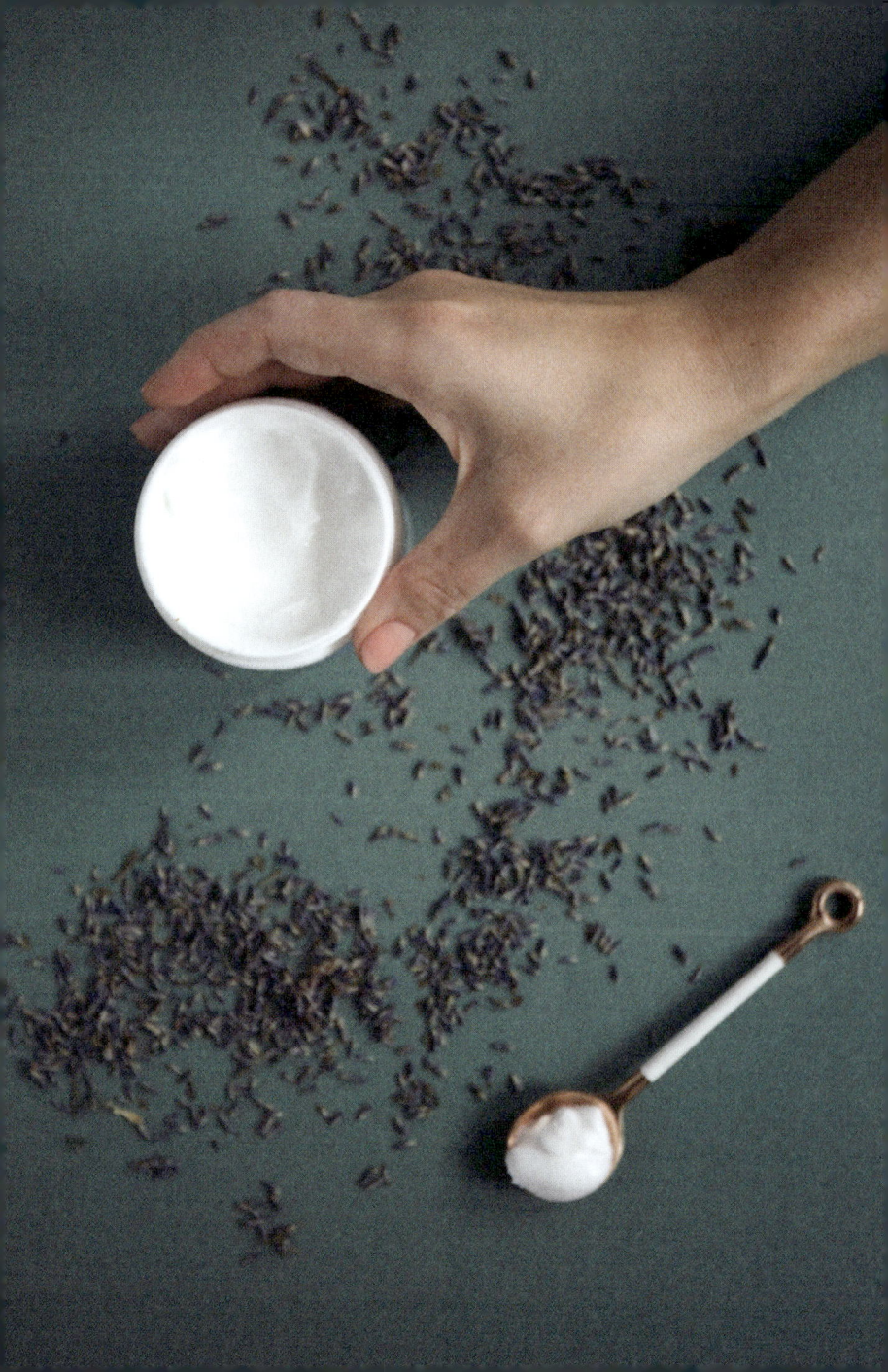

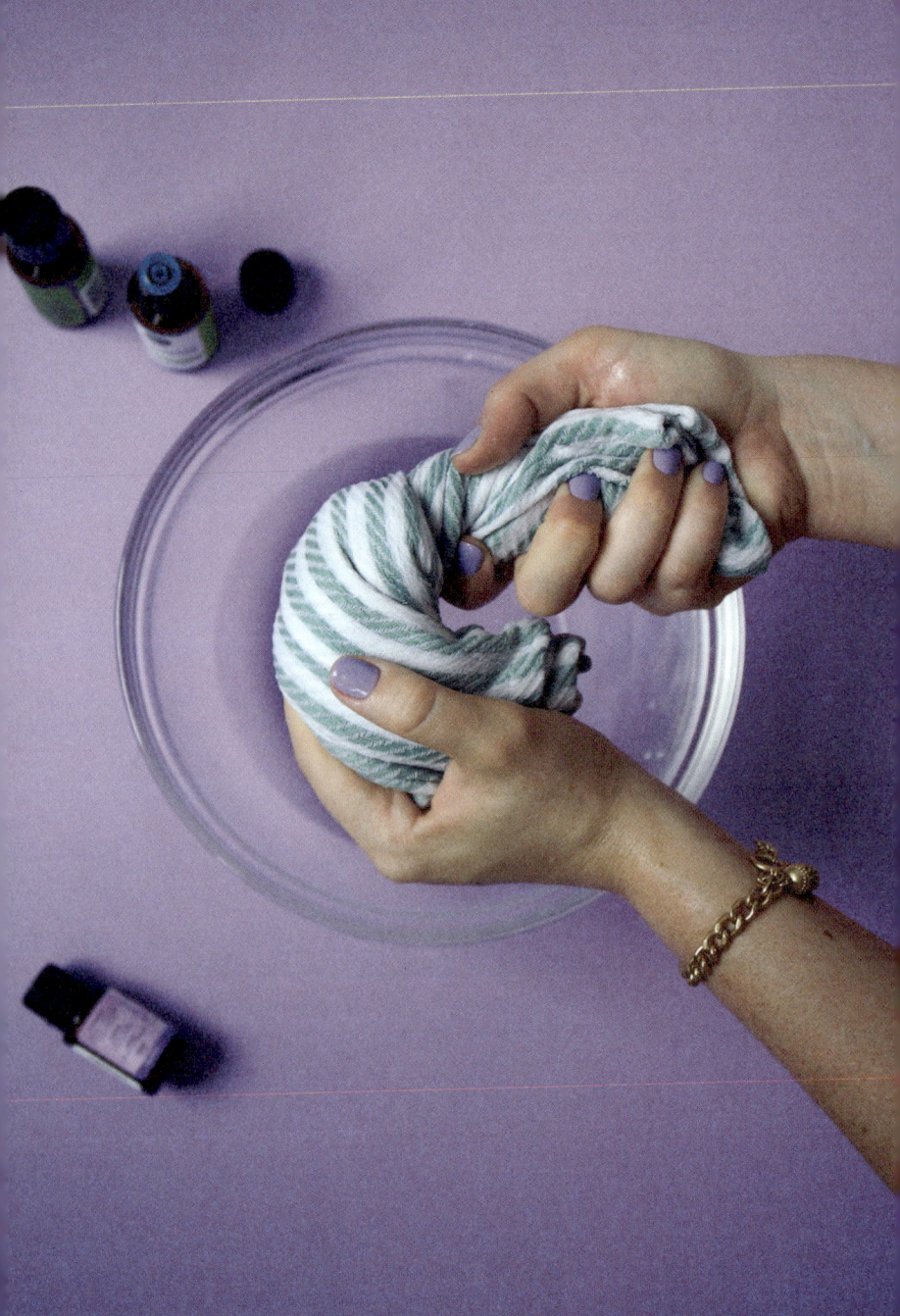

Pfefferminz-Umschlag gegen Kopfschmerzen

Dieser Pfefferminzöl-Umschlag hilft mir immer dann, wenn Spannungskopfschmerzen im Anmarsch sind. Wir wissen bereits, dass Magnesium Kopfschmerzen sehr gut lindern kann. Aber wussten Sie, dass Pfefferminzöl eine gute Alternative ist? Minze hat erstaunliche kühlende Eigenschaften und wirkt laut einer deutschen Studie »in verschiedener Weise gegen die Pathophysiologie von Kopfschmerzen«. Ich habe für den Notfall immer genug für eine oder zwei Anwendungen im Kühlschrank. Kombinieren Sie diese am besten mit der oralen Einnahme eines Magnesiumergänzungsmittels und gönnen Sie sich den Umschlag, während das Mineral zu wirken beginnt.

ERGIBT 1 ANWENDUNG

Zutaten

400 bis 500 mg Magnesium in Ergänzungsmittelform (Kapsel)

500 ml kaltes Wasser

2 Tropfen ätherisches Pfefferminzöl

1 sauberer Waschlappen

Zubereitung

1. Magnesiumergänzungsmittel mit reichlich Wasser einnehmen.
2. Eine Schüssel mit kaltem Wasser füllen. Ätherisches Öl hineinrühren. Einen Waschlappen darin tränken und überschüssiges Wasser auswringen.
3. Bequem hinlegen. Waschlappen sanft auf Stirn oder schmerzende Stelle drücken (kein Augenkontakt – das Pfefferminzöl kann reizen). Ich empfehle, circa 15 Minuten mit geschlossenen Augen zu liegen und sich nur auf die Atmung zu konzentrieren. Das verringert die Anspannung und unterstützt das eingenommene Magnesium bei seiner Wirkung.
4. Falls Sie mehrere Waschlappen einsatzbereit im Kühlschrank lagern wollen: Rezept verdreifachen, Waschlappen nach dem Tränken und leichten Auswringen aufrollen, in einen luftdichten Behälter legen und im Kühlschrank deponieren.

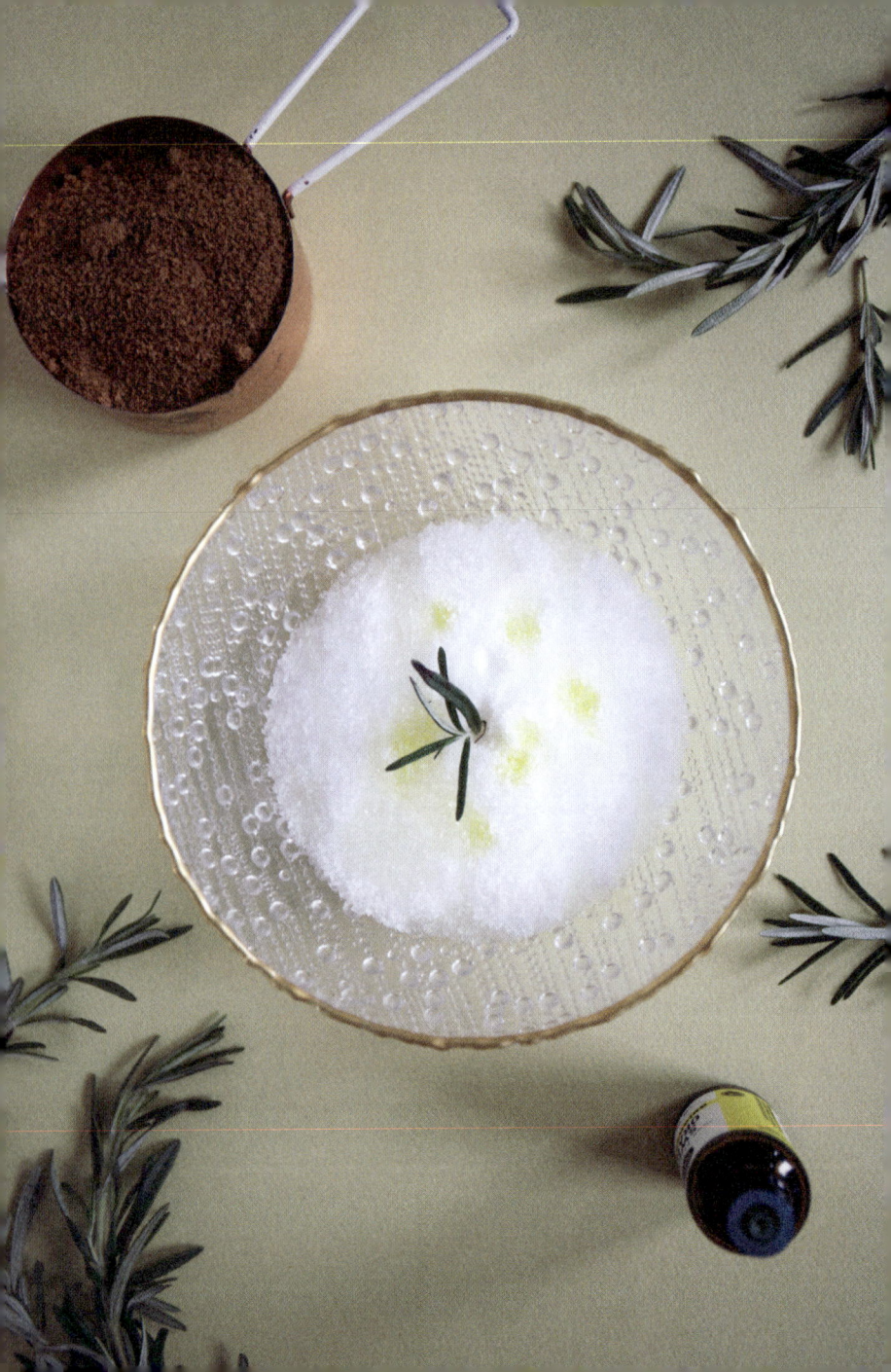

Rosmarin-Orangen-Peeling

Ist ein schönes Körperpeeling nicht ein wahrer Hochgenuss? Überraschung: Magnesiumsulfatsalz lässt sich auch wunderbar als Peelingbasis verwenden. Das ist zudem noch günstig, und Sie kommen gleichzeitig in den Genuss der gesundheitlichen Vorteile von Magnesium. Dieses Peeling wirkt belebend und bereitet einen tollen Start in den Tag. Rosmarin wird oft zur Verbesserung der Konzentrationsfähigkeit eingesetzt (Studien zufolge kann es die Merk- und Wahrnehmungsfähigkeit steigern), und der Orangenduft dieser Mischung ist einfach himmlisch.

ERGIBT 2 ANWENDUNGEN

Zutaten

1 Tasse Bittersalz

1 Tasse brauner Zucker

½ Tasse Kokosöl

5 Tropfen ätherisches Orangenöl

1 oder 2 Zweige frischer Rosmarin

Zubereitung

1. Bittersalz und braunen Zucker in eine große Schüssel geben. Kokosöl zugeben und alles gut miteinander vermischen.
2. Orangenöl und Rosmarin hinzufügen.
3. In ein Einweckglas mit Schraubverschluss oder einen luftdichten Behälter geben und einige Stunden ziehen lassen, damit der Rosmarin sein Aroma entfaltet. Glas in der Dusche aufbewahren und beim Anwenden auch an die Hände denken – sie fühlen sich danach seidig glatt an.

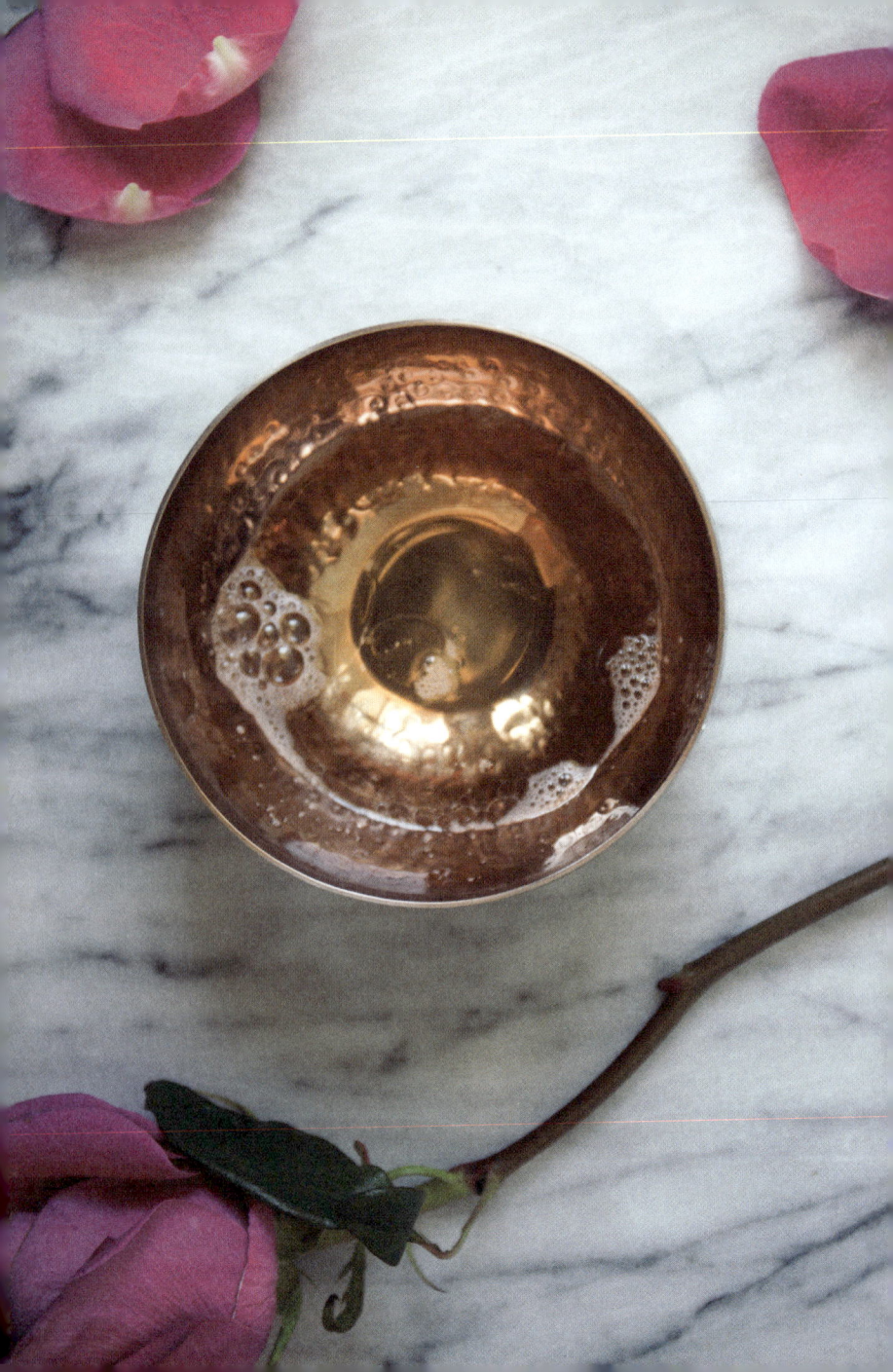

Rosenöl-Waschlotion

Am liebsten hätte ich, dass alles an mir und um mich herum nach Rosen duftet. Mein Parfüm hat eine leichte Rosennote, ich verwende ätherisches Rosenöl als Raumduft, stelle mir gern frische Rosensträuße in die Wohnung, und es fällt mir schwer, nicht sofort jedes Schönheitsprodukt zu kaufen, auf dem das Wort »Rose« steht (manchmal reicht sogar ein Bild von ihr). Ich liebe dieses Rezept, weil ich mich dabei meiner Rosenobsession hingeben kann. Diese Waschlotion ist perfekt für den Abend. Immer, wenn ich sie benutze, fühle ich mich wie ein entspanntes Baby (danke, Magnesium!) mit optimal hydrierter Haut, das ganz zufällig wie ein ganzer Rosengarten duftet.

ERGIBT 1 ANWENDUNG

Zutaten

5 Tropfen ätherisches Rosenöl

1 Dosis Magnesiumchloridöl (die exakte Dosierung hängt von der Marke ab, die Sie verwenden)

4 EL Aprikosenkernöl

4 EL kastilische Seife

Zubereitung

1. Alle Zutaten in einer kleinen Schüssel vermischen und mit in die Dusche nehmen. Wie eine normale Körperwaschlotion anwenden und mit warmem Wasser spülen. Dank dem feuchtigkeitsspendenden Aprikosenkernöl brauchen Sie nach dem Duschen wahrscheinlich keine Feuchtigkeitslotion mehr aufzutragen.

Teebaumöl-Kopfhautpeeling

Lange habe ich mit vielen Produkten herumexperimentiert und versucht, volleres und voluminöseres Haar zu bekommen. Das ist auch der Grund, weshalb ich meine Haare nur ein paarmal (oder noch seltener) pro Woche wasche. Doch wenn ich das dann tue, möchte ich, dass sie sich auch wirklich sauber anfühlen. Ich hatte früher schon gehört, dass Magnesiumsulfat sehr gut Rückstände aus dem Haar entfernen kann, aber ich musste es erst ausprobieren, um es zu glauben. Dieses Peeling enthält Teebaumöl (ein natürliches antimikrobielles Mittel) und Mandelöl. Lassen Sie sich bei der Anwendung viel Zeit und genießen Sie Ihre Kopfmassage.

ERGIBT 1 ANWENDUNG

Zutaten

½ Tasse Bittersalz

3 bis 5 Tropfen Teebaumöl

4 EL Mandelöl

Zubereitung

1. Alle Zutaten in einer kleinen Schüssel vermischen.
2. Nach der Haarwäsche zunächst sanft und dann etwas stärker in die Kopfhaut einmassieren.
3. Gründlich ausspülen. Wenn Sie noch Rückstände im Haar haben, waschen Sie die Haare nochmals mit Shampoo und spülen Sie sie erneut aus.

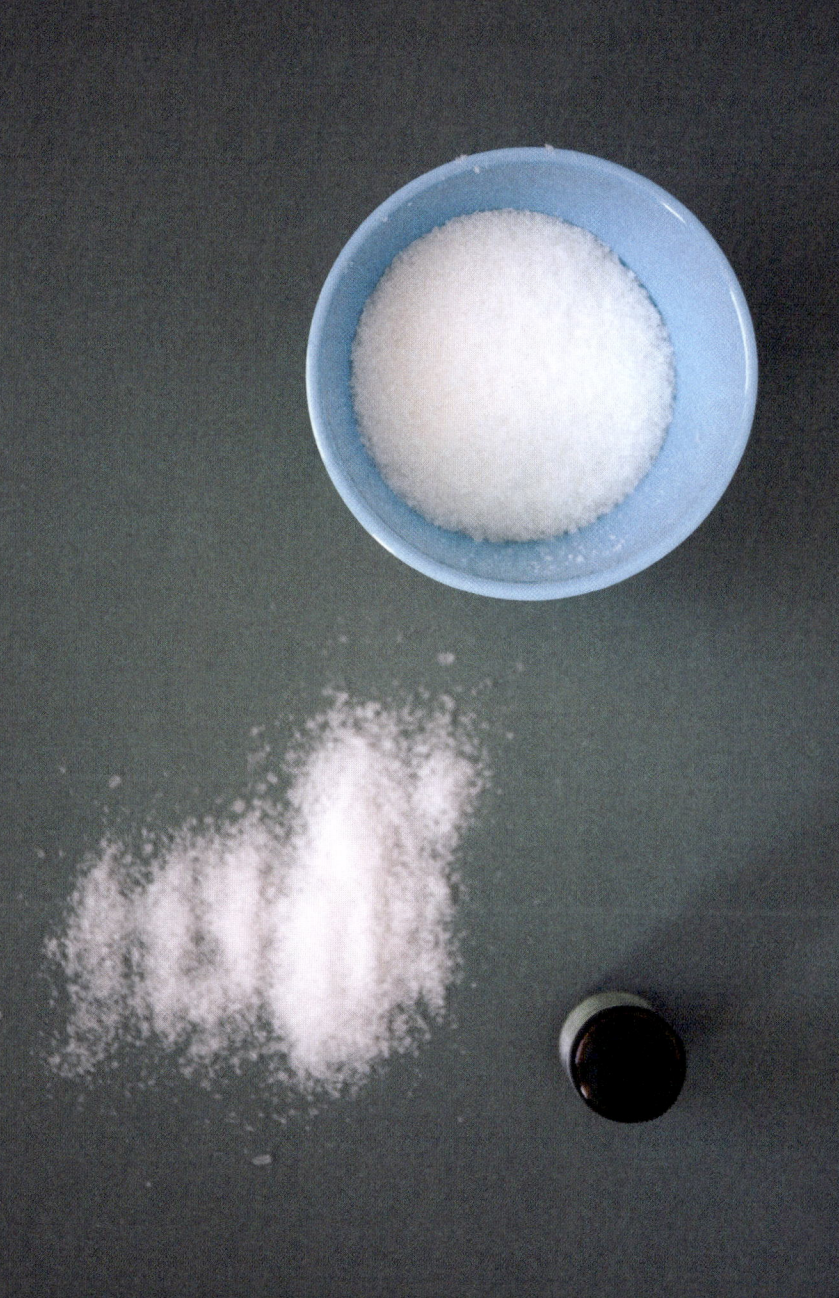

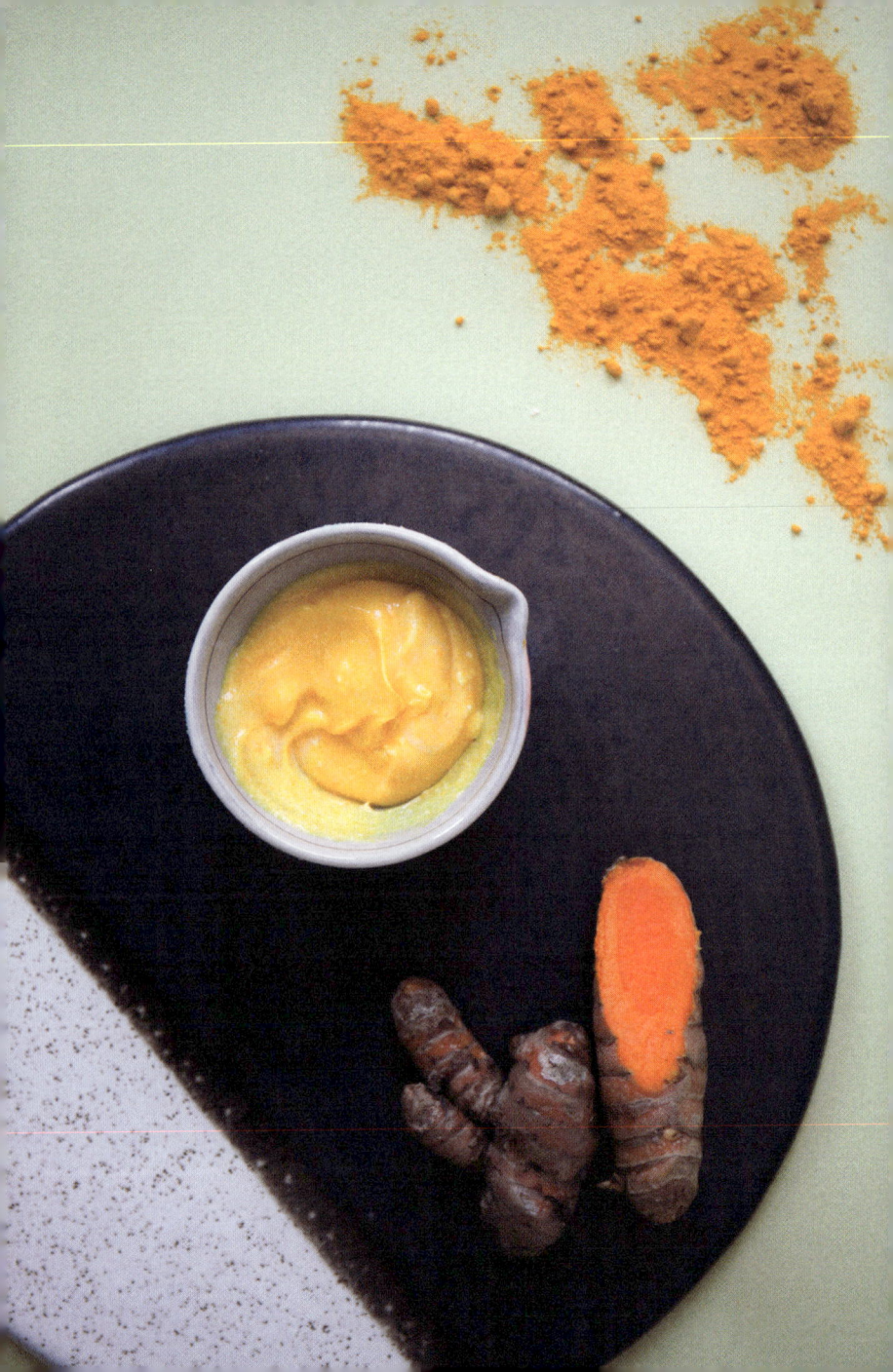

Muskelbalsam

Auch wenn die heilsame Wirkung von Arnika bisher noch nicht wissenschaftlich nachgewiesen ist, bleibt es eines meiner Lieblingsnaturheilmittel. Arnika duftet fantastisch und wirkt meiner Meinung nach wunderbar bei Blutergüssen und Muskelschmerzen. Kurkuma und ätherisches Weihrauchöl steuern der Mischung hilfreiche entzündungshemmende und schmerzlindernde Eigenschaften bei. Ich verwende diesen Balsam gern nach einem intensiven Training und nehme ihn auch in den Wanderurlaub mit. Sie können die Menge je nach der Größe der Anwendungsfläche anpassen. Achten Sie darauf, jeden Kontakt mit den Augen und anderen empfindlichen Körperstellen zu vermeiden. Denken Sie auch daran, dass Kurkumaöl Flecken auf der Haut hinterlassen kann, auch wenn diese nach ein paarmal Waschen verschwinden sollten.

ERGIBT 1 ANWENDUNG (perfekte Menge für Füße und Knöchel oder den unteren Rücken)

Zutaten

1 Dosis Magnesiumcreme (die exakte Dosierung hängt von der Marke ab, die Sie verwenden)

1 TL Arnikagel oder -creme

3 Tropfen ätherisches Kurkumaöl

1 Tropfen ätherisches Weihrauchöl

Zubereitung

1. Magnesiumcreme und Arnikagel in einer kleinen Schüssel vermischen. Ätherische Öle unterrühren.
2. Auf den betroffenen Stellen lang genug in die Haut einmassieren, bis der Balsam eingezogen ist.

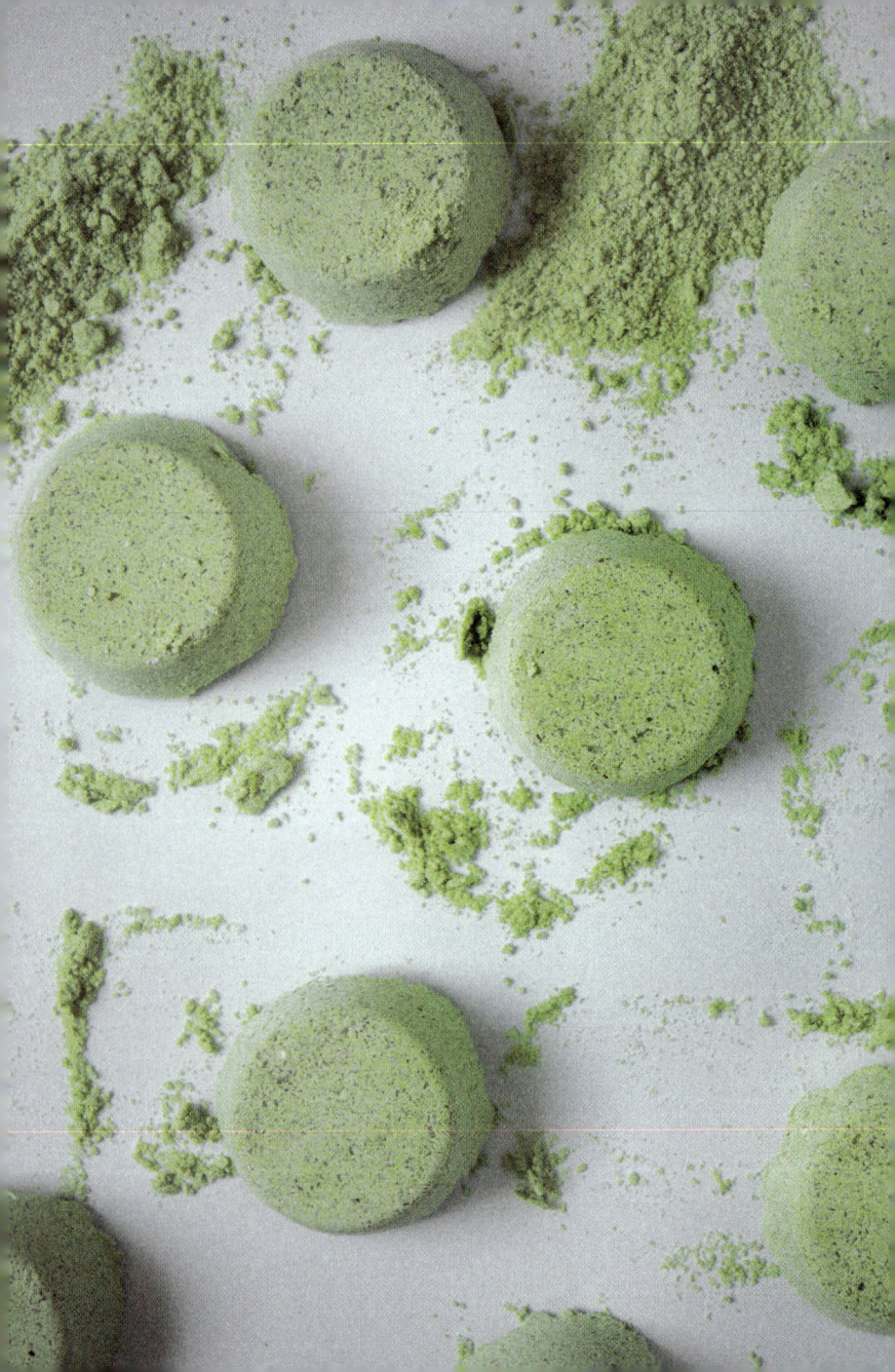

Matcha-Badekugeln

Matcha ist eigentlich nichts anderes als besonders energie-spendender grüner Tee. Er besteht aus zu feinem Pulver gemahlenen grünen Teeblättern und ist äußerst gesundheitsfördernd (da Sie die Teeblätter de facto mitessen und nicht nur einen Sud daraus trinken). Leider bewirkt Matcha bei mir oft eine Überstimulierung, also muss ich andere Möglichkeiten finden, um von seinen gesundheitlichen Vorteilen zu profitieren – wie zum Beispiel Badekugeln, die mir das Gute aus Matcha und Magnesium ohne Herzrasen bescheren. Diese Badekugeln machen Spaß, enthalten aber nicht genug Bittersalz, also füge ich davon immer noch eine Extra-portion zum Badewasser hinzu, um die Wirkung zu verstärken.

ERGIBT MEHRERE KUGELN

Zutaten

1 Tasse Backpulver
½ Tasse Zitronensäure
½ Tasse Bittersalz
½ Tasse Speisestärke
1 EL Kokosöl, geschmolzen

1 TL gefiltertes Wasser (nicht mehr, sonst reagiert das Backpulver)
1 TL Matchapulver

Zubereitung

1. Backpulver, Zitronensäure, Bittersalz und Speisestärke in einer großen Schüssel gut vermischen.
2. Kokosöl und Wasser in einer kleinen Schüssel verquirlen.
3. Die flüssigen Zutaten langsam mit den trockenen vermischen, bis es krümeligem Sand ähnelt. Dann das Matchapulver untermengen.
4. Die Mischung fest in gefettete Formen drücken (Badekugel-, Seifen- oder Muffinform) und 24 bis 48 Stunden fest werden lassen. Trockene und ausgehärtete Kugeln vorsichtig aus der Form lösen. Die Kugeln lassen sich sehr gut in einem luft-dichten Behälter aufbewahren.

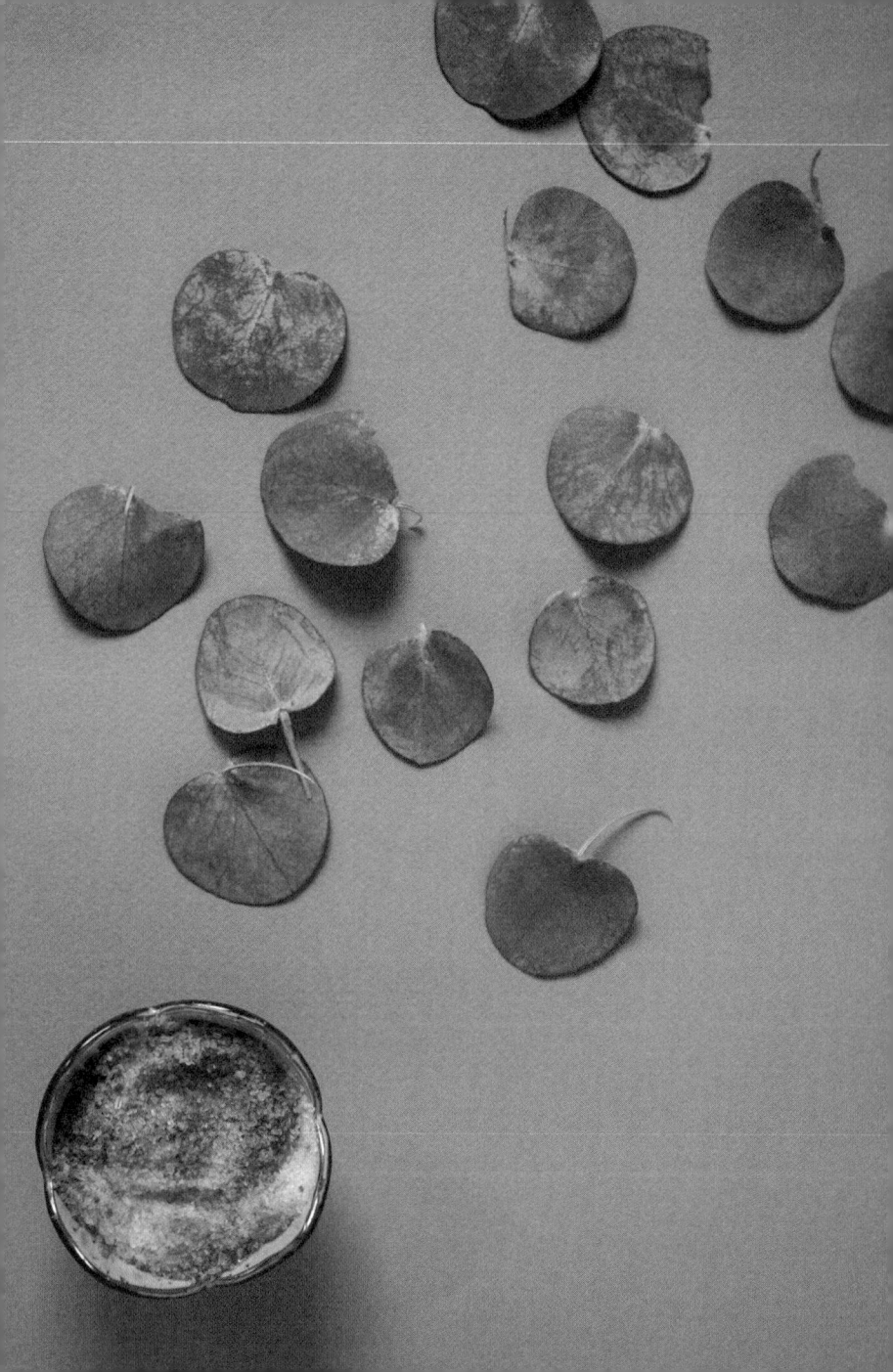

Erkältungsbad

Ich liebe Manuka-Honig! Er ist meine Geheimwaffe, wenn ich mich verschnupft fühle oder mein Hals kratzt. Eukalyptus ist dafür bekannt, die Nasennebenhöhlen zu befreien, und Manuka-Honig hat starke entzündungshemmende und antimikrobielle Eigenschaften, kann also dabei helfen, bestimmte Viren und Bakterien abzuwehren. In diesem Bad liege ich gern mindestens 30 Minuten und inhaliere den Eukalyptusduft. Für einen besonderen Wohlfühleffekt gebe ich auch gern frische Eukalyptusblätter zum Bad, die meiner Meinung nach sogar noch eindrucksvoller sind als Rosenblütenblätter.

ERGIBT 1 BAD

Zutaten

1 bis 2 Tassen Bittersalz
5 Tropfen ätherisches
   Eukalyptusöl

1 EL Trägeröl (z. B. Jojoba-
   oder Kokosöl)

Zubereitung

1. Ein warmes Bad einlassen und währenddessen das Bittersalz hineingeben, damit es sich besser auflöst.
2. Ätherische Öle und Trägeröl hinzufügen.
3. Zutaten mit den Händen im Wasser verrühren, bis alles gut durchmischt ist und sich das Bittersalz ganz aufgelöst hat.
4. Mindestens 20 bis 30 Minuten baden.

Detox-Bad

Ab und an gibt es Tage, an denen ich einfach das Bedürfnis habe, mich sauber und rein zu fühlen. Manchmal ist das der Fall, wenn ich aus dem Urlaub zurückkomme, manchmal, wenn ich im Job gerade besonders viel Stress habe, und manchmal im Winter, wenn ich nicht so oft ins Fitnessstudio komme, wie ich gern möchte. Dann greife ich gern auf aztekische Tonerde und Apfelessig zurück – beides Zutaten, die berühmt für ihre entgiftenden Eigenschaften sind.

ERGIBT 1 BAD

Zutaten

1 bis 2 Tassen Bittersalz oder Magnesiumchloridflocken

4 EL aztekische Tonerde

8 EL Apfelessig

5 Tropfen ätherisches Zitronenöl

1 EL Trägeröl (z. B. Jojoba- oder Kokosöl)

Zubereitung

1. Ein warmes Bad einlassen und währenddessen das Bittersalz hineingeben, damit es sich besser auflöst.
2. Tonerde, Apfelessig und ätherische Öle im Trägeröl hinzufügen.
3. Zutaten mit den Händen oder einem Holzlöffel im Wasser verrühren, bis alles gut durchmischt ist und sich das Bittersalz ganz aufgelöst hat.
4. 20 bis 30 Minuten baden.

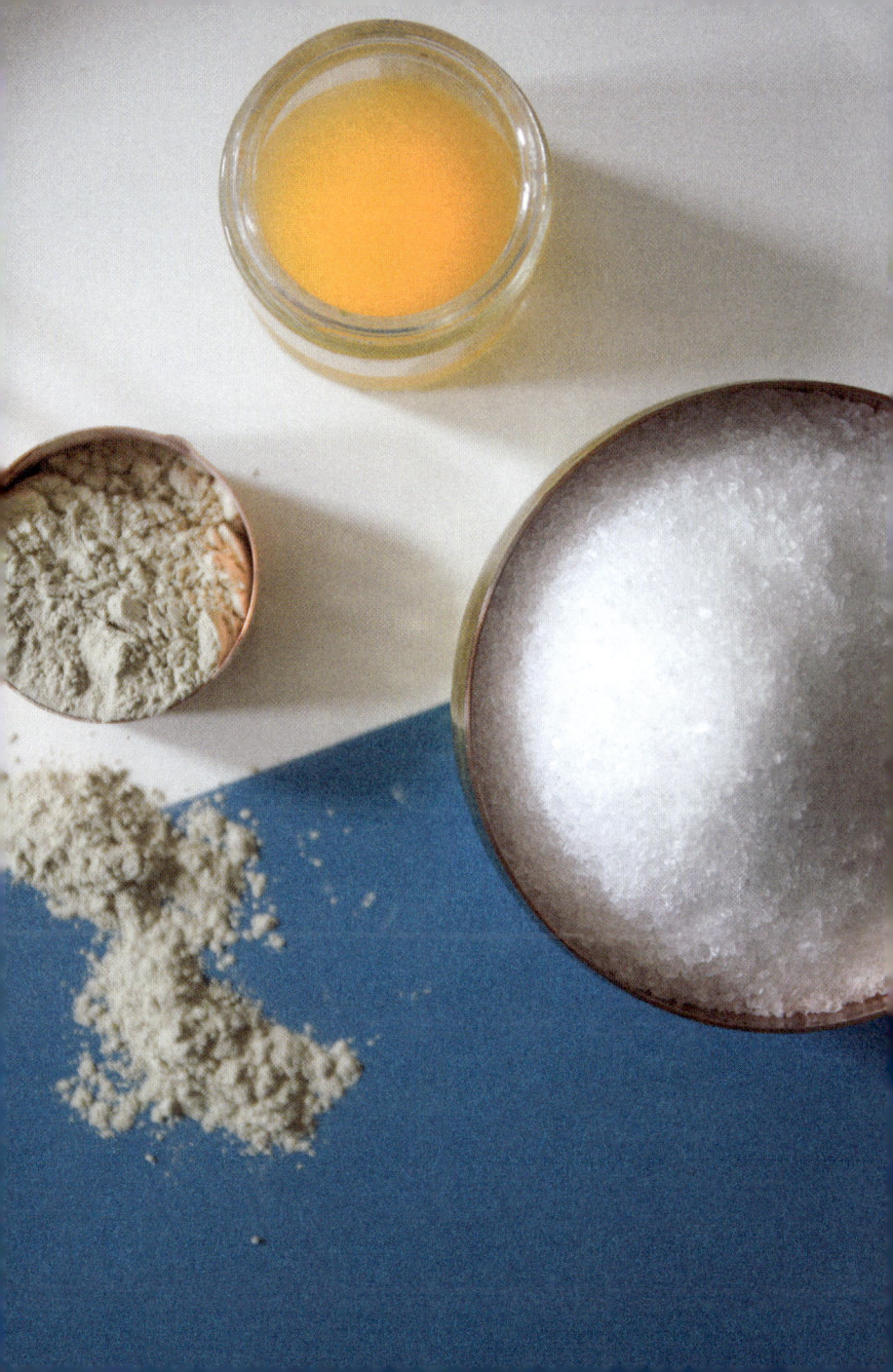

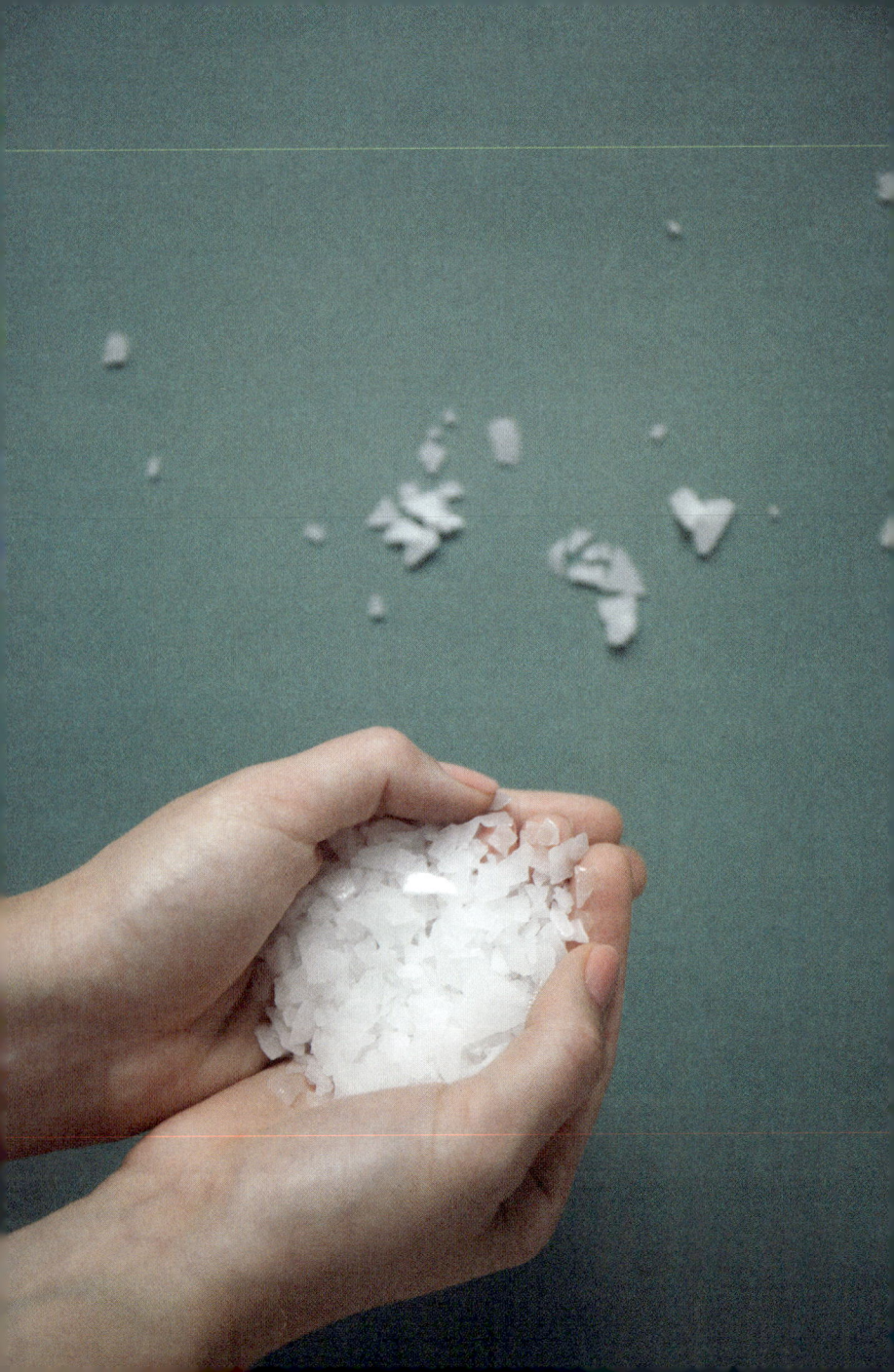

Post-Workout-Bad

Wenn ein Elektrolyt-Drink nicht Ihr Ding ist, könnte dieses Post-Workout-Bad genau das Richtige für Sie sein. Ich nehme es gern abends nach einem harten Training oder wenn ich etwas gegen die Abgeschlagenheit am nächsten Tag unternehmen will. Wenn Sie Ihren Kreislauf so richtig stimulieren wollen, lösen Sie Magnesium und Meersalz erst in etwas heißem Wasser auf dem Boden der Wanne auf und füllen Sie dann kaltes Wasser und Eis hinzu. Es wird Sie zwar nicht so entspannen wie ein warmes Bad, aber dafür beleben.

ERGIBT 1 BAD

Zutaten

1 bis 2 Tassen Magnesiumsalz

5 Tropfen ätherisches Zitronengrasöl

1 EL Trägeröl (z. B. Jojoba- oder Kokosöl)

4 EL pinkes Himalaya-Meersalz

Zubereitung

1. Ein warmes Bad einlassen und währenddessen das Bittersalz hineingeben, damit es sich besser auflöst.
2. Zitronengrasöl im Trägeröl und Meersalz hinzufügen.
3. Zutaten mit den Händen im Wasser verrühren, bis alles gut durchmischt ist und sich das Meer- und das Bittersalz ganz aufgelöst haben.
4. 20 bis 30 Minuten baden.
5. Für ein Eisbad eine kleine Menge heißes Wasser einlassen und die Salze auflösen. Den Rest der Wanne mit kaltem Wasser füllen und auf Wunsch Eiswürfel hineingeben. Nicht länger als 6 bis 8 Minuten baden.

Haut-Verwöhnbad

Sei es wegen eines besonders trockenen Winters, einer allergischen Reaktion, eines Sonnenbrands oder chronischen Hautbeschwerden – manchmal geht es unserer Haut einfach nicht so gut. An solchen Tagen ist dieses Bad genau das Richtige. Es besteht aus sehr beruhigenden Zutaten wie entzündungshemmendem und hautverwöhnendem Manuka-Honig, antioxidantienreichem Vitamin-E-Öl und nährenden Haferflocken. Dieses Bad hilft mir durch die harten New Yorker Winter, und dafür bin ich ihm unendlich dankbar.

ERGIBT 1 BAD

Zutaten

1 Tasse trockene unbehandelte Haferflocken

1 bis 2 Tassen Bittersalz oder Magnesiumchloridflocken

1 EL Manuka-Honig

1 Dosis Vitamin-E-Öl (die exakte Dosierung hängt von der Marke ab, die Sie verwenden)

Zubereitung

1. Haferflocken in einen Mixer geben und zu einem feinen Pulver mahlen.
2. Ein warmes Bad einlassen und währenddessen das Bittersalz hineingeben, damit es sich besser auflöst.
3. Haferflockenpulver, Manuka-Honig und Vitamin-E-Öl zugeben. Mit den Händen oder einem großen Holzlöffel umrühren, bis alles gut miteinander vermischt ist und sich das Salz vollständig aufgelöst hat.
4. 20 bis 30 Minuten baden.

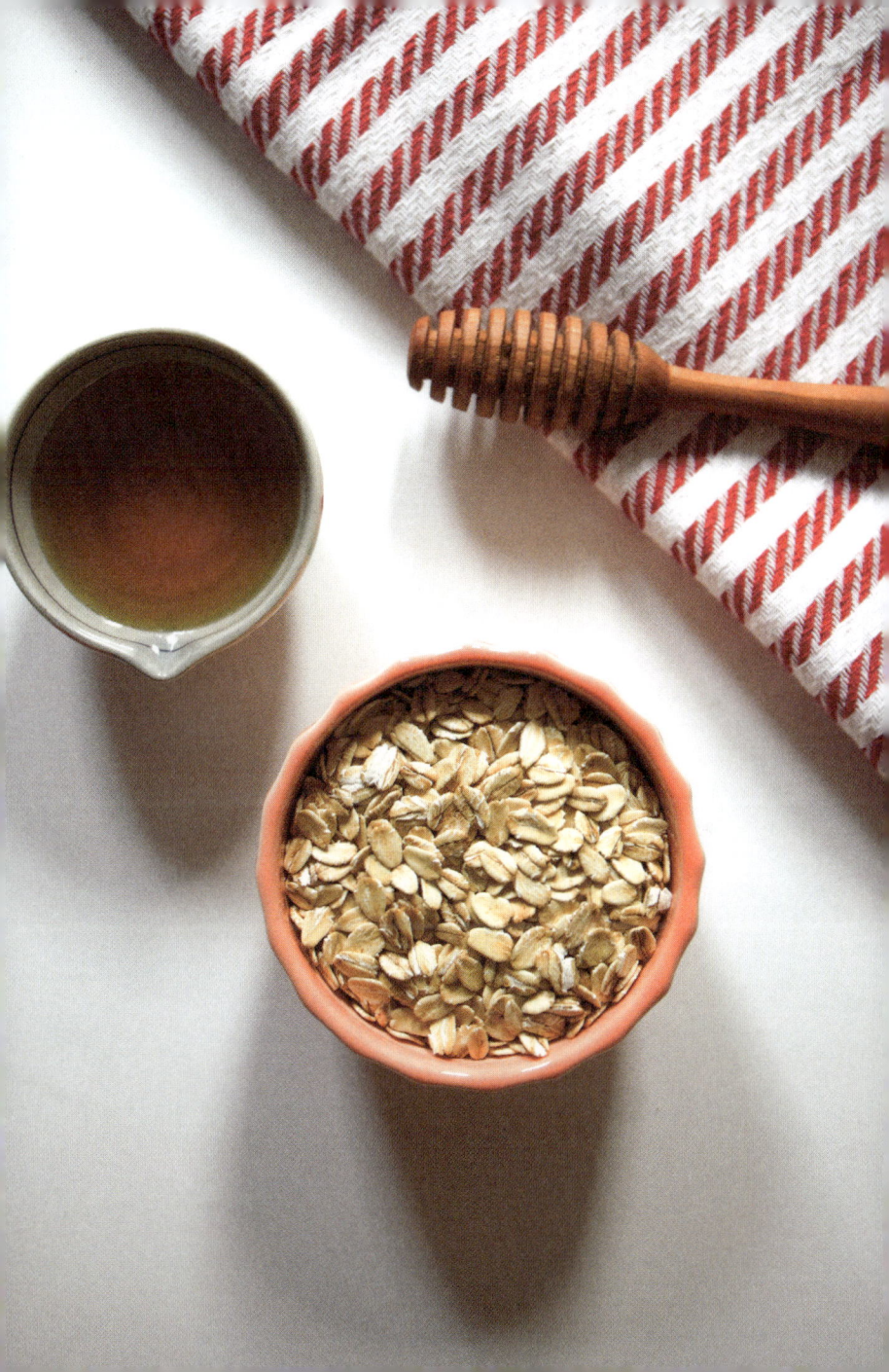

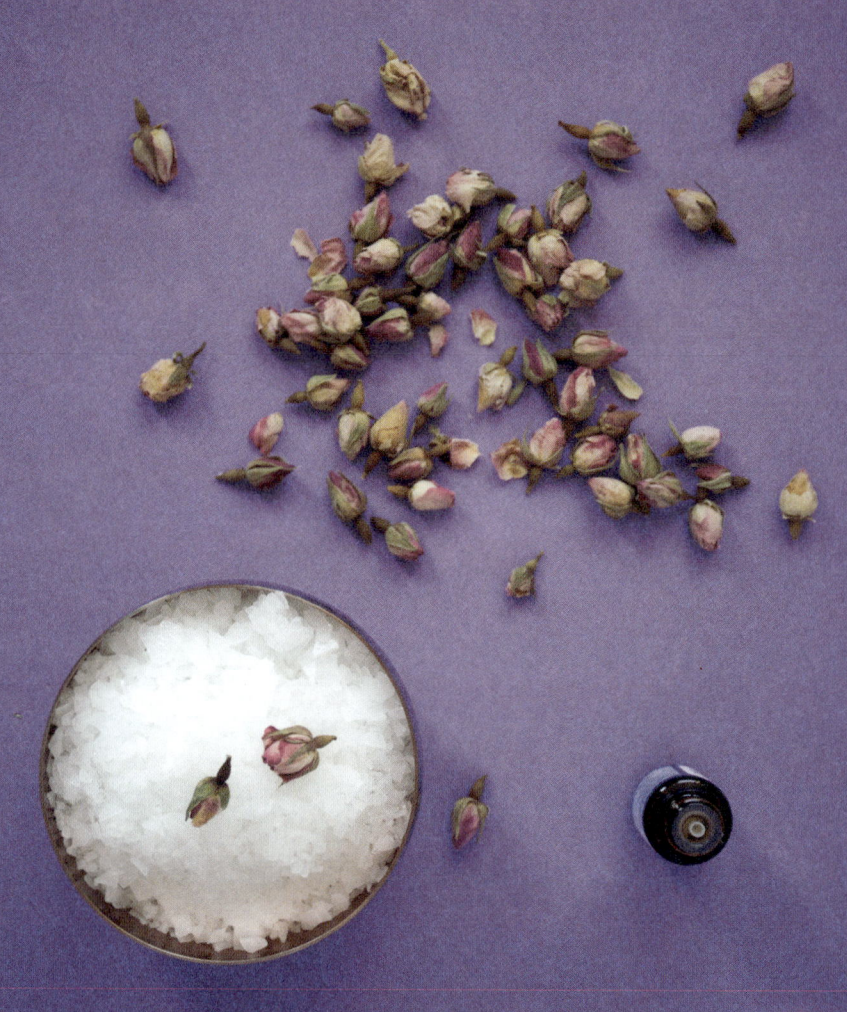

Hormonausgleichendes Bad

Es ist wieder einmal diese verflixte Zeit im Monat, in der es nichts Besseres gibt als ein heißes Bad, das ein bisschen Linderung von den Krämpfen, den Blähungen und dem allgemeinen Unwohlsein verschafft. Vorhang auf für dieses hormonausgleichende Bad! Sie können es natürlich auch zu jeder anderen Zeit nehmen, aber an diesen Tagen ist es besonders willkommen. Muskatellersalbei ist besonders für seine hormonausgleichende Wirkung bekannt, und Kamille wirkt schmerzlindernd und entspannend. Achten Sie darauf, die volle Bittersalzdosis zu verwenden, damit Sie die Wirkung dieses Bads voll ausschöpfen.

ERGIBT 1 BAD

Zutaten

1 bis 2 Tassen Bittersalz oder Magnesiumchloridflocken

5 Tropfen ätherisches Kamillenöl

3 Tropfen ätherisches Muskatellersalbeiöl

1 EL Trägeröl (z. B. Jojoba- oder Kokosöl)

1 EL Kokosmilchpulver

Zubereitung

1. Ein warmes Bad einlassen und währenddessen das Bittersalz hineingeben, damit es sich besser auflöst.
2. Kamillen-, Muskatellersalbei- und Trägeröl sowie Kokosmilchpulver hinzufügen.
3. Mit den Händen oder einem großen Holzlöffel umrühren, bis alles gut miteinander vermischt ist und sich das Salz vollständig aufgelöst hat.
4. 20 bis 30 Minuten baden.

Libidoförderndes Schaumbad

In der Stimmung für ein bisschen Romantik? Wahrscheinlich könnten wir alle etwas mehr davon in unserem Leben gebrauchen. Probieren Sie dieses Bad aus, das Sie allein oder mit Ihrem Partner oder Ihrer Partnerin genießen können. Bittersalze sind großartig zum Entspannen, und Ylang Ylang wird von Experten für ätherische Öle oft zur Steigerung der Libido empfohlen. Die Rosenblütenblätter machen dieses sowieso schon leicht süßlich duftende Bad noch einen Hauch luxuriöser. Bonus: Das Mandelöl sorgt für eine weiche und geschmeidige Haut. Muss ich noch mehr sagen?

ERGIBT 1 BAD

Zutaten

1 bis 2 Tassen Bittersalz oder Magnesiumchloridflocken

3 Tropfen ätherisches Ylang-Ylang-Öl

1 EL Trägeröl (ich verwende gern Mandelöl)

2 Tassen Rosenblütenblätter (optional)

Zubereitung

1. Ein warmes Bad einlassen und währenddessen das Bittersalz hineingeben, damit es sich besser auflöst.
2. Ätherisches Öl im Trägeröl hinzufügen.
3. Mit den Händen oder einem großen Holzlöffel umrühren, bis alles gut miteinander vermischt ist und sich das Salz vollständig aufgelöst hat. Rosenblütenblätter hineingeben (falls verwendet).
4. 20 bis 30 Minuten baden.

FAZIT

Einige abschließende Gedanken zu Magnesium

Und das war es schon! Wenn Sie hier angelangt sind, haben Sie hoffentlich das Gefühl, mehr über Magnesium erfahren zu haben. Oder noch besser: Ich hoffe, Sie haben noch mehr über die Epidemie des chronischen Stresses, die Geschichte spiritueller Heilbäder, den wissenschaftlichen Hintergrund von Elektrolyten, die Besonderheiten des Kalzium-Magnesium-Verhältnisses, die Nebenwirkungen häufiger frei verkäuflicher Medikamente und über Magnesium gelernt. Und das sind nicht einmal alle Themen, die wir in diesem Buch abgedeckt haben. Danke, dass Sie bis zum Schluss dabeigeblieben sind!

Beim Lesen dieses Buches waren Sie vermutlich erstaunt über das, was Sie über unser Gesundheitswesen erfahren haben und welchen Weg wir in den USA und der westlichen Welt bei der Gesundheitsversorgung einschlagen. Vielleicht hat dieses Buch Sie dazu gezwungen, sich selbst ein paar Fragen über unser konventionelles Gesundheitssystem und die Gesundheitsversorgung zu stellen, die Sie in Anspruch nehmen können. Das ist gut! Wenn Sie dieses Buch gekauft haben, sind Sie mit großer Wahrscheinlichkeit ein selbstbestimmter Mensch, der aktiv Verantwortung für seine eigene Gesundheit übernehmen will. Wissen ist Macht.

Letztendlich liegt es an uns selbst sicherzustellen, dass

wir unser Leben auf die gesündeste Art führen, die uns möglich ist. Das bedeutet auch, ein paar Dinge zu beachten: Wir können nicht einfach davon ausgehen, dass die Lebensmittel, die es überall zu kaufen gibt, gesund sind (sind sie vermutlich nicht). Wir können nicht davon ausgehen, dass wir schon ausreichend Bewegung bekommen, wenn wir nicht bewusst Zeit für Sport einplanen und das Training dann auch durchziehen (wegen unseres bewegungsarmen Lebensstils, langer Arbeitstage vor dem Computer und einer Kultur des Autofahrens). Wir können nicht davon ausgehen, dass unser Arzt oder unsere Ärztin sich mit lebensstilbasierten Veränderungen auskennt, die uns bei unseren Beschwerden helfen – sei es Ernährungsumstellung, Nahrungsergänzungsmittel, Kräuter oder andere alternative Heilmethoden. Und wir können auch *nicht* davon ausgehen, dass ihnen in den Sinn kommt, uns bei einem der in Kapitel 4 beschriebenen Gesundheitsprobleme eine Nahrungsergänzung mit Magnesium zu empfehlen. Das heißt weder, dass wir keinem ärztlichen Rat mehr vertrauen können, noch, dass wir ab jetzt unser ganzes Essen selbst anbauen müssen. Verantwortung für unsere Gesundheit zu übernehmen heißt stattdessen, aktiv an der Verbesserung unseres Wohlergehens beteiligt zu sein und darauf zu achten, was in unserem Körper vor sich geht.

Ja, es kann sich überwältigend anfühlen, für alles selbst verantwortlich zu sein. Warum müssen wir uns selbst darum kümmern, die bestmögliche Gesundheitsversorgung zu bekommen? Sind wir, wenn es uns nicht gut geht, nicht schon genug gefordert? Ich kann Sie gut verstehen. Die Schwachpunkte der konventionellen und der alternativen Medizin sind frustrierend. *Wirklich, wirklich frustrierend.* Und zwar gerade dann, wenn uns bewusst wird, dass es ausgerechnet Ärzte und

Patienten sind, die am meisten unter dem gegenwärtigen System leiden. Die meisten Ärzte leiden unter Schlafentzug, sind unglaublich gestresst, müssen jeden Patienten unter Zeitdruck abfertigen, haben durch ihre Ausbildung *riesige* Schuldenberge angehäuft und werden von Pharmakonzernen und Versicherungsunternehmen in ihrer Handlungsfreiheit eingeschränkt. Diese Unternehmen haben einen sehr großen Einfluss auf die Patientenversorgung. Im Vergleich zu anderen Berufen gibt es unter Ärzten eine der höchsten Suizidraten. Viele Mediziner sind zudem frustriert, weil sie bei ihrer Hochschulausbildung nicht genug Wissen über Lebensstilveränderungen und Ernährung vermittelt bekommen. Kurz gesagt können wir den Ärzten nicht die Schuld für die Probleme unseres kaputten Gesundheitssystems in die Schuhe schieben, da sie sich dieselben Veränderungen wie auch wir wünschen.

Das bringt mich zu dem, was dieses Buch Ihnen abschließend mit auf den Weg geben will. Dabei geht es interessanterweise gar nicht um Stressabbau, mehr Selfcare oder die Einnahme von Magnesium. Stattdessen möchte ich Ihnen ein paar schlaue Taktiken vermitteln, um *immer* nachfragen zu können, wenn es um Ihre Gesundheit geht. Welche Fragen funktionieren in dieser Beziehung am besten? Hier nur ein paar Beispiele: »Kann ich meine Ernährung auf eine bestimmte Weise verändern, die meine Beschwerden verbessert?«, »Welche Rolle spielt Stress bei meinen Gesundheitsproblemen?« und »Kann ich einen Arzt finden, der mir wirklich zuhört und bereit ist, auch unkonventionelle Möglichkeiten in Betracht zu ziehen?«. Diese Fragen mögen sich ziemlich simpel anhören, aber sie können Sie einem verbesserten Wohlbefinden näherbringen und den Unterschied zwischen jahrelangem Leiden und einer schnelleren Beseitigung Ihrer Leidensursachen bedeuten.

Löchern Sie Ihren Arzt oder Ihre Ärztin mit Fragen über eine Veränderung Ihrer Ernährungs- und Lebensweise, und lassen Sie ihn oder sie wissen, dass es Ihnen wichtig ist, sämtliche natürlichen oder lebensstilbasierten Möglichkeiten auszuprobieren, bevor Sie eine Pille schlucken – und dass Sie motiviert genug sind, die nötigen Veränderungen umzusetzen und durchzuhalten (wenn das wirklich der Fall ist). Teilen Sie ihm oder ihr mit, welche natürlichen Heilmethoden und Mittel Sie ausprobieren, und natürlich auch, welche Nahrungsergänzungsmittel Sie einnehmen. Stellen Sie Fragen zu Magnesium und achten Sie darauf, dass Ihnen auch wirklich zugehört wird.

Wenn Sie zu einem Heilpraktiker oder einer Heilpraktikerin gehen, fragen Sie dort im Gegenzug nach, wie wissenschaftlich das ist, was er oder sie dort ausübt – egal ob es sich dabei um Akupunktur, Reiki, Naturheilverfahren oder etwas anderes handelt. Stellen Sie Fragen zur Sicherheit der jeweiligen Methode und ob diese wissenschaftlich überprüft wurde. Fragen Sie, ob Ihr/-e Heilpraktiker/-in schon mit Schulmedizinern zusammengearbeitet hat, um Patienten besser zu behandeln, oder ob er oder sie mit einem Krankenhaus zusammenarbeitet oder Kassenpatienten annimmt. Ich glaube, dass eine wirklich gute Gesundheitsversorgung im Schnittbereich zwischen konventioneller und alternativer Medizin liegt und dass ein Brückenschlag zwischen diesen beiden Bereichen – die Nutzung des Wissens und der wertvollen Ressourcen, die beide zu bieten haben – der schnellste Weg ist, um die Gesundheitsversorgung aller zu verbessern. Denn sind wir uns nicht alle einig, dass das unser schlussendliches Ziel sein sollte?

DANKSAGUNG

Ich danke meinen Eltern, die mich Tag für Tag auf mehr als nur eine Weise unterstützen. Ohne euch wäre ich nirgends!

Ein großer Dank geht an meine Agentin Anna: Du hilfst mir dabei, zurechnungsfähig zu bleiben, und ich bin dir so dankbar!

Dank gilt auch meiner Lektorin Róisín, weil sie mir hilft, die bestmöglichen Bücher zu schreiben und überhaupt zu einer besseren Schriftstellerin zu werden.

Danke an Lucia, die nach New York City gekommen ist, um mir mit ihrem Fotografie-Know-how zu helfen. Dieser Arbeitsschritt wurde zum unterhaltsamsten Teil des gesamten Arbeitsprozesses. Ich kann mir gar nicht vorstellen, wie mein Leben aussähe, wenn wir damals nicht in jenem ersten Jahr in Buist Nachbarinnen gewesen wären.

Ich danke Liz Moody für ihre Hilfe in Sachen Ideen, Feedback, Rezepte, künstlerischer Gestaltung, Versorgung und emotionaler Unterstützung – eigentlich bei allem. Danke, dass du so viel zu meinem Erfolg beiträgst!

Danke Hannah, Hannah M., Bobbitt, Zack, Elle, Emma, Ray, Lauren, Lindsay, Onkel Jim und all meinen anderen Freundinnen, Freunden und Familienmitgliedern, die mich so großzügig unterstützt und bestärkt haben.

Ich danke außerdem meinem Team bei *mindbodygreen* für seine Unterstützung und Liebe in diesem Jahr. Ihr seid die Besten!

QUELLEN

Abbasi, Behnood, Masud Kimiagar, Khosro Sadeghniiat, Minoo M. Shirazi, Mehdi Hedayati und Bahram Rashidkhani: »The Effect of Magnesium Supplementation on Primary Insomnia in Elderly. A Double-Blind Placebo-Controlled Clinical Trial.« *Journal of Research in Medical Sciences: The Official Journal of Isfahan University of Medical Sciences 17*, Nr. 12 (Dezember 2012): 1161–69.

Andermann, G. und M. Dietz: »The Bioavailability and Pharmacokinetics of Three Zinc Salts. Zinc Pantothenate, Zinc Sulfate and Zinc Orotate.« *European Journal of Drug Metabolism and Pharmacokinetics 7*, Nr. 3 (1982): 233–39.

Arranz, Laura-Isabel, Miguel-Ángel Canela und Magda Rafecas: »Dietary Aspects in Fibromyalgia Patients. Results of a Survey on Food Awareness, Allergies and Nutritional Supplementation.« *Rheumatology International 32*, Nr. 9 (September 2012): 2615–21. https://doi.org/10.1007/s00296-11-2010-z.

Aydin, Hasan, Oğuzhan Deyneli, Dilek Yavuz, Hülya Gözü, Nilgün Mutlu, Isık Kaygusuz und Sema Akalin: »Short-Term Oral Magnesium Supplementation Suppresses Bone Turnover in Postmenopausal Osteoporotic Women.« *Biological Trace Element Research 133*, Nr. 2 (Februar 2010): 136–43. https://doi.org/10.1007/s12011-009-8416-8.

Bagis, Selda, Mehmet Karabiber, Ismet As, Lülüfer Tamer, Canan Erdogan und Ayçe Atalay: »Is Magnesium Citrate Treatment Effective on Pain, Clinical Parameters and Functional Status in Patients with Fibromyalgia?« *Rheumatology International 33*, Nr. 1 (Januar 2013): 167–2. https://doi.org/10.1007/s00296-011-2334-8.

Barbagallo, M. und L. J. Dominguez: »Magnesium and Aging.« *Current Pharmaceutical Design 16*, Nr. 7 (2010): 832–39.

Belluci, Marina Montosa, Gabriela Giro, Ricardo Andrés Landazuri Del Barrio, Rosa Maria Rodrigues Pereira, Elcio Marcantonio und Silvana Regina Perez Orrico: »Effects of Magnesium Intake Deficiency on Bone Metabolism and Bone Tissue around Osseointegrated Implants«. *Clinical Oral Implants Research 22*, Nr. 7 (Juli 2011): 716–21. https://doi.org/10.1111/j.1600-0501.2010.02046.x.

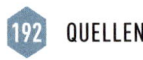

Bergman, E. A., L. K. Massey, K. J. Wise und D. J. Sherrard: »Effects of Dietary Caffeine on Renal Handling of Minerals in Adult Women«. *Life Sciences* 47, Nr. 6 (1990): 557–64.

Bertakis, K. D., R. Azari, L. J. Helms, E. J. Callahan und J. A. Robbins: »Gender Differences in the Utilization of Health Care Services«. *The Journal of Family Practice* 49, Nr. 2 (Februar 2000): 147–52.

Bolland, Mark J., William Leung, Vicky Tai, Sonja Bastin, Greg D. Gamble, Andrew Grey und Ian R. Reid: »Calcium Intake and Risk of Fracture. Systematic Review«. *BMJ* 351 (29. September 2015): h4580. https://doi.org/10.1136/bmj.h4580.

Boskey, A. L., C. M. Rimnac, M. Bansal, M. Federman, J. Lian und B. D. Boyan: »Effect of Short-Term Hypomagnesemia on the Chemical and Mechanical Properties of Rat Bone«. *Journal of Orthopaedic Research: Official Publication of the Orthopaedic Research Society* 10, Nr. 6 (November 1992): 774–83. https://doi.org/10.1002/jor.1100100605.

Castiglioni, Sara und Maier, Jeanette A. M.: »Magnesium and Cancer: A Dangerous Liaison«. *Magnesium Research* 24, Nr. 3 (September 2011): S92–100. https://doi.org/10.1684/mrh.2011.0285.

Chen, Esther H., Frances S. Shofer, Anthony J. Dean, Judd E. Hollander, William G. Baxt, Jennifer L. Robey, Keara L. Sease und Angela M. Mills: »Gender Disparity in Analgesic Treatment of Emergency Department Patients with Acute Abdominal Pain«. *Academic Emergency Medicine* 15, Nr. 5 (1. Mai 2008): 414–18. https://doi.org/10.1111/j.1553-2712.2008.00100.x.

Cox, I. M., M. J. Campbell und D. Dowson: »Red Blood Cell Magnesium and Chronic Fatigue Syndrome«. *The Lancet* 337, Nr. 8744 (30. März 1991): 757–60. https://doi.org/10.1016/0140-736(91)91371-Z.

Dai, Qi, Xiao-Ou Shu, Xinqing Deng, Yong-Bing Xiang, Honglan Li, Gong Yang, Martha J. Shrubsole, et al.: »Modifying Effect of Calcium/Magnesium Intake Ratio and Mortality. A Population-Based Cohort Study«. *BMJ Open* 3, Nr. 2 (1. Januar 2013): e002111. https://doi.org/10.1136/bmjopen-2012-02111.

Dupont, Christophe, Alain Campagne und Florence Constant: »Efficacy and Safety of a Magnesium Sulfate-Rich Natural Mineral Water for Patients with Functional Constipation«. *Clinical Gastroenterology and Hepatology: The Official Clinical Practice Journal of the American Gastroenterological Association* 12, Nr. 8 (August 2014): 1280–87. https://doi.org/10.1016/j.cgh.2013.12.005.

Elin, Ronald J: »Assessment of Magnesium Status for Diagnosis and

Therapy«. *Magnesium Research* 23, Nr. 4 (Dezember 2010): S194–98. https://doi.org/10.1684/mrh.2010.0213.

Erlich, Jeffrey C., Bingni W. Brunton, Chunyu A. Duan, Timothy D. Hanks und Carlos D. Brody: »Distinct Effects of Prefrontal and Parietal Cortex Inactivations on an Accumulation of Evidence Task in the Rat«. *eLife* 4. https://doi.org/10.7554/eLife.05457 (Zugang darauf: 17. September 2018).

Facchinetti, F., G. Sances, P. Borella, A. R. Genazzani und G. Nappi: »Magnesium Prophylaxis of Menstrual Migraine. Effects on Intracellular Magnesium«. *Headache* 31, Nr. 5 (Mai 1991): 298–301.

Fan, Ming-Sheng, Fang-Jie Zhao, Susan J. Fairweather-Tait, Paul R. Poulton, Sarah J. Dunham und Steve P. McGrath: »Evidence of Decreasing Mineral Density in Wheat Grain over the Last 160 Years«. *Journal of Trace Elements in Medicine and Biology: Organ of the Society for Minerals and Trace Elements (GMS)* 22, Nr. 4 (2008): 315–24. https://doi.org/10.1016/j.jtemb.2008.07.002.

Gallagher, R. Michael und Robert Kunkel: »Migraine Medication Attributes Important for Patient Compliance: Concerns About Side Effects May Delay Treatment«. *Headache: The Journal of Head and Face Pain* 43, Nr. 1 (2003): 36–43. https://doi.org/10.1046/j.1526-4610.2003.03006.x.

Griffin, Annaliese: »Women Are Flocking to Wellness Because Modern Medicine Still Doesn't Take Them Seriously«. *Quartz.* https://qz.com/1006387/women-are-flocking-to-wellness-because-traditional-medicine-still-doesnt-take-them-seriously/ (Zugang darauf: 17. September 2018).

Harvard T. H. Chan, Harvard School of Public Health: »Doctors Need More Nutrition Education«. News, 9. Mai 2017. www.hsph.harvard.edu/news/hsph-in-the-news/doctors-nutrition-education/ (Zugang darauf: 9. Mai 2017).

He, Ka, Kiang Liu, Martha L. Daviglus, Steven J. Morris, Catherine M. Loria, Linda Van Horn, David R. Jacobs und Peter J. Savage: »Magnesium Intake and Incidence of Metabolic Syndrome among Young Adults«. *Circulation* 113, Nr. 13 (4. April 2006): 1675–82. https://doi.org/10.1161/CIRCULATIONAHA.105.588327.

Hornyak, M., U. Voderholzer, F. Hohagen, M. Berger und D. Riemann: »Magnesium Therapy for Periodic Leg Movements-Related Insomnia and Restless Legs Syndrome. An Open Pilot Study«. *Sleep* 21, Nr. 5 (1. August 1998): 501–5.

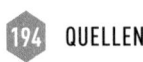

Jahnen-Dechent, Wilhelm und Markus Ketteler: »Magnesium Basics«. *Clinical Kidney Journal* 5, Nr. Suppl 1 (Februar 2012): i3–14. https://doi.org/10.1093/ndtplus/sfr163.

Johns Hopkins Medicine: »Calcium Supplements May Damage the Heart«. 11. Oktober 2016. www.hopkinsmedicine.org/news/media/releases/calcium_supplements_may_damage_the_heart. (Zugang darauf: 17. September 2018).

Johnson, S: »The Multifaceted and Widespread Pathology of Magnesium Deficiency«. *Medical Hypotheses* 56, Nr. 2 (1. Februar 2001): 163–70. https://doi.org/10.1054/mehy.2000.1133.

Kozielec, T. und B. Starobrat-Hermelin: »Assessment of Magnesium Levels in Children with Attention Deficit Hyperactivity Disorder (ADHD)«. *Magnesium Research* 10, Nr. 2 (Juni 1997): 143–48.

Kutsal, Ebru, Cumhur Aydemir, Nilufer Eldes, Fatma Demirel, Recep Polat, Ozan Taspnar und Eyup Kulah: »Severe Hypermagnesemia as a Result of Excessive Cathartic Ingestion in a Child Without Renal Failure«. *Pediatric Emergency Care* 23, Nr. 8 (August 2007): 570–72. https://doi.org/10.1097/PEC.0b013e31812eef1c.

Laconi, E., A. Denda, P. M. Rao, S. Rajalakshmi, P. Pani und D. S. Sarma: »Studies on Liver Tumor Promotion in the Rat by Orotic Acid. Dose and Minimum Exposure Time Required for Dietary Orotic Acid to Promote Hepatocarcinogenesis«. *Carcinogenesis* 14, Nr. 9 (September 1993): 1771–75.

Larsson, Susanna C., Nicola Orsini und Alicja Wolk: »Dietary Magnesium Intake and Risk of Stroke. A Meta-Analysis of Prospective Studies«. *The American Journal of Clinical Nutrition* 95, Nr. 2 (Februar 2012): 362–66. https://doi.org/10.3945/ajcn.111.022376.

Levav, A. L., L. Chan und R. J. Wapner: »Long-Term Magnesium Sulfate Tocolysis and Maternal Osteoporosis in a Triplet Pregnancy: A Case Report«. *American Journal of Perinatology* 15, Nr. 1 (Januar 1998): 43-46. https://doi.org/10.1055/s-2007-993897.

Liu, Katherine A. und Natalie A. Dipietro Mager: »Women's Involvement in Clinical Trials: Historical Perspective and Future Implications«. *Pharmacy Practice* 14, Nr. 1 (2016). https://doi.org/10.18549/PharmPract.2016.01.708.

Mazur, Andrzej, Jeanette A. M. Maier, Edmond Rock, Elyett Gueux, Wojciech Nowacki und Yves Rayssiguier: »Magnesium and the Inflammatory Response. Potential Physiopathological Implications«. *Archives of*

Biochemistry and Biophysics 458, Nr. 1 (1. Februar 2007): 48–56. https://doi.org/10.1016/j.abb.2006.03.031.

McGuire, J. K., M. S. Kulkarni und H. P. Baden: »Fatal Hypermagnesemia in a Child Treated with Megavitamin/Megamineral Therapy«. *Pediatrics* 105, Nr. 2 (Februar 2000): E18.

National Institutes of Health, Office of Dietary Supplements: »Magnesium: Fact Sheet for Health Professionals«. https://ods.od.nih.gov/factsheets/Magnesium-HealthProfessional (Zugriff darauf: 17. September 2018).

Nerbrand, Christina, Lars Agréus, Ragnhild Arvidsson Lenner, Per Nyberg und Kurt Svärdsudd: »The Influence of Calcium and Magnesium in Drinking Water and Diet on Cardiovascular Risk Factors in Individuals Living in Hard and Soft Water Areas with Differences in Cardiovascular Mortality«. *BMC Public Health* 3 (18. Juni 2003): 21. https://doi.org/10.1186/1471-2458-3-21.

Nielsen, Forrest H: »Effects of Magnesium Depletion on Inflammation in Chronic Disease«. *Current Opinion in Clinical Nutrition and Metabolic Care* 17, Nr. 6 (November 2014): 525–30. https://doi.org/10.1097/MCO.0000000000000093.

Otberg, Nina, Heike Richter, Hans Schaefer, Ulrike Blume- Peytavi, Wolfram Sterry, and Jürgen Lademann: »Variations of Hair Follicle Size and Distribution in Different Body Sites«. *The Journal of Investigative Dermatology* 122, Nr. 1 (Januar 2004): 14–19. https://doi.org/10.1046/j.0022-202X.2003.22110.x.

Piccolo, Jennifer und Jill M. Kolesar: »Prevention and Treatment of Chemotherapy-Induced Peripheral Neuropathy«. *American Journal of Health-System Pharmacy: AJHP: Official Journal of the American Society of Health-System Pharmacists* 71, Nr. 1 (1. Januar 2014): 19–25. https://doi.org/10.2146/ajhp130126.

Piovesan, Damiano, Giuseppe Profiti, Pier Luigi Martelli und Rita Casadio: »The Human ›Magnesome‹. Detecting Magnesium Binding Sites on Human Proteins«. *BMC Bioinformatics* 13, Nr. Suppl 14 (7. September 2012): S10. https://doi.org/10.1186/1471-2105-13-S14-S10.

Popoviciu, L., B. Aşgian, D. Delast-Popoviciu, A. Alexandrescu, S. Petruţiu und I. Bagathal: »Clinical, EEG, Electromyographic and Polysomnographic Studies in Restless Legs Syndrome Caused by Magnesium Deficiency«. *Romanian Journal of Neurology and Psychiatry (Revue Roumaine De Neurologie Et Psychiatrie)* 31, Nr. 1 (März 1993): 55–61.

Reynolds, Margaret: »Stress in Health and Disease«. *The Yale Journal of Biology and Medicine* 81, Nr. 1 (März 2008): 53–54.

Rondón, L. J., A. M. Privat, L. Daulhac, N. Davin, A. Mazur, J. Fialip, A. Eschalier und C. Courteix: »Magnesium Attenuates Chronic Hypersensitivity and Spinal Cord NMDA Receptor Phosphorylation in a Rat Model of Diabetic Neuropathic Pain«. *The Journal of Physiology* 588, Nr. 21 (1. November 2010): 4205–15. https://doi.org/10.1113/jphysiol.2010.197004.

Rude, Robert K., Frederick R. Singer und Helen E. Gruber: »Skeletal and Hormonal Effects of Magnesium Deficiency«. *Journal of the American College of Nutrition* 28, Nr. 2 (April 2009): 131–41.

Schuette, S. A., B. A. Lashner und M. Janghorbani: »Bioavailability of Magnesium Diglycinate vs Magnesium Oxide in Patients with Ileal Resection«. *JPEN. Journal of Parenteral and Enteral Nutrition* 18, Nr. 5 (October 1994): 430–35. https://doi.org/10.1177/0148607194018005430.

Sills, Sheila, Christine Roffe, Peter Crome und Peter Jones: »Randomised, Cross-Over, Placebo Controlled Trial of Magnesium Citrate in the Treatment of Chronic Persistent Leg Cramps«. *Medical Science Monitor* 8, Nr. 5 (15. Mai 2002): CR326–30.

Simental-Mendía, Luis E., Martha Rodríguez-Morán und Fernando Guerrero-Romero: »Oral Magnesium Supplementation Decreases C-Reactive Protein Levels in Subjects with Prediabetes and Hypomagnesemia: A Clinical Randomized Double-Blind Placebo-Controlled Trial«. *Archives of Medical Research* 45, Nr. 4 (Mai 2014): 325–30. https://doi.org/10.1016/j.arcmed.2014.04.006.

Stepura, O. B. und A. I. Martynow: »Magnesium Orotate in Severe Congestive Heart Failure (MACH)«. *International Journal of Cardiology* 134, Nr. 1 (1. Mai 2009): 145–47.

Sun-Edelstein, Christina und Alexander Mauskop: »Role of Magnesium in the Pathogenesis and Treatment of Migraine«. *Expert Review of Neurotherapeutics* 9, Nr. 3 (März 2009): 369–79. https://doi.org/10.1586/14737175.9.3.369.

Tong, Garrison M. und Robert K. Rude: »Magnesium Deficiency in Critical Illness«. *Journal of Intensive Care Medicine* 20, Nr. 1 (Februar 2005): 3–17. https://doi.org/10.1177/0885066604271539.

Walker, A. F., M. C. De Souza, M. F. Vickers, S. Abeyasekera, M. L. Collins und L. A. Trinca: »Magnesium Supplementation Alleviates Premenstrual Symptoms of Fluid Retention«. *Journal of Women's Health* 7, Nr. 9 (November 1998): 1157–65.

Wienecke, Elmar und Claudia Nolden: »[Long-Term HRV Analysis Shows Stress Reduction by Magnesium Intake]«. *MMW Fortschritte der Medizin* 158, Nr. Suppl 6 (Dezember 2016): 12–16. https://doi.org/10.1007/s15006-016-9054-7.

Witkowski, Michał, Jane Hubert und Andrzej Mazur: »Methods of Assessment of Magnesium Status in Humans: A Systematic Review«. *Magnesium Research* 24, Nr. 4 (Dezember 2011): 163–80. https://doi.org/10.1684/mrh.2011.0292.

Yamadera, Wataru, Kentaro Inagawa, Shintaro Chiba, Makoto Bannai, Michio Takahashi und Kazuhiko Nakayama: »Glycine Ingestion Improves Subjective Sleep Quality in Human Volunteers, Correlating with Polysomnographic Changes«. *Sleep and Biological Rhythms* 5, Nr. 2 (1. April 2007): 126–31. https://doi.org/10.1111/j.1479-8425.2007.00262.x.

Zarean, Elaheh und Amal Tarjan: »Effect of Magnesium Supplement on Pregnancy Outcomes: A Randomized Control Trial«. *Advanced Biomedical Research* 6 (31. August 2017). https://doi.org/10.4103/2277-9175.213879.

Zofková, I. und R. L. Kancheva: »The Relationship between Magnesium and Calciotropic Hormones«. *Magnesium Research* 8, Nr. 1 (März 1995): 77–84.

REGISTER

(halbfette Stichworte bezeichnen Rezepte, Seitenzahlen mit Asterisk* verweisen auf Rezepturen)

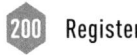

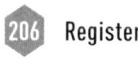